비타민 C 면역의 비밀

오염되어가는 몸을 살리는

비타민 C 면역의 비밀

초 판 1쇄 발행 2009년 11월 30일
13쇄 발행 2022년 6월 27일

지은이 하병근
펴낸이 박경수
펴낸곳 페가수스

등록번호 제2011-000050호
등록일자 2008년 1월 17일
주 소 서울시 노원구 중계로 233
전 화 070-8774-7933
팩 스 0504-477-3133
이 메 일 editor@pegasusbooks.co.kr

ISBN 978-89-960917-7-6 13510

이 도서의 국립중앙도서관 출판예정도서목록(CIP)은 서지정보유통지원시스템 홈페이지(http://seoji.nl.go.kr)와 국가자료공동목록시스템(http://www.nl.go.kr/kolisnet)에서 이용하실 수 있습니다.(CIP제어번호: CIP2009003598)

오염되어가는
몸을 살리는

비타민C 면역의 비밀

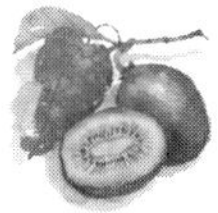

하병근(미국 오하이오 주립대학교 병원 의사) 지음

Pegasus
페가수스

머리말

간절히 원하면 이루어진다고 했는데 나는 아직도 내가 꿈꾸는 곳을 향해 걸어가고 있습니다. 때론 달리기도 하고 때로는 쓰러지기도 하면서 그렇게 다시 일어서서 이 길을 걸어왔습니다. 그리고 20년이 흘렀습니다. 의사가 되었다는 그래서 이제는 원하는 것을 이루었다는 생각을 사람들이 하고 있을 때 나는 처음부터 다시 시작이라는 생각을 하게 되었습니다. 내가 배운 것과 내가 할 수 있는 것만으로는 나를 구할 수가 없다는 생각에, 나와 같은 고통을 짊어지고 사는 사람들을 세울 수가 없다는 생각에, 나는 의사라는 자리를 뒤로 하고 이민 가방 두개를 밀고 대학원생 1학년이 되어 미국으로 떠나왔습니다.

그렇게 건너오면서 다짐을 한 것이 있습니다. 내가 한국으로 다시 돌아갈 때에는 내 손에 꼭 병상에서 신음하는 나와 같은 환자들을 세울 의학을 찾아서 돌아가겠다는 다짐이었습니다. 어떠한 시련이 와도 나는 그 약속을 꼭 지킬 것이라 다짐하며 그렇게 시작한 유학생활이었습니다.

내게 다가선 시련은 20대 청춘의 머릿속에 자리하며 기대했던 감상적인 어려움들의 테두리를 벗어나 있는 것들이었습니다. 그동안 뒷바라지를 하신 부모님께 효도하며 아내와 아이를 행복하게 해주면서 안정된 삶을 살아가야 할 시간에 나는 다시 학생으로 돌아왔었습니다.

아내를 만나 결혼을 했지만 내가 받는 것만으로는 온 집안을 서재로 만들어가며 의학을 공부하던 나의 욕심을 채우기도 힘이 들었습니다. 아내는 아르바이트를 했고 은퇴해 집에서 쉬시던 아버지는 추운 겨울 얼굴이 얼어붙는 그 한파에 받은 첫 월급이라시며 내게 생활비를 보내셨습니다.

그날 나는 참 많이 울었습니다. 나는 첫 월급을 받아 부모님께 무엇을 해드렸나. 그저 이제 내가 번 돈이 생겼다고 주점을 드나들며 취했던 젊음의 기억 밖에는 없는데 손주를 보신 할아버지는 첫 월급을 봉투째 아들에게 보내셨습니다. 가슴이 아팠습니다. 내가 지금 이곳에서 무엇을 하고 있나.

건강하지 못한 나의 몸은 내가 가야 할 곳을 알려주는 나침반이 되어주었지만, 내가 미국 생활을 이어가는데 커다란 고통을 안겨주기도 했습니다. 미국에도 나를 구할 의학은 없었습니다. 내가 공부해야 했고 내가 찾아야 했습니다. 의학은 아무것도 해주지 못한 채 그렇게 나를 바라만 보고 있었습니다. 그리고 나는 의사라는 자리의 건너편, 환자의 자리에서 의료사고를 당했습니다. 내가 찾던 의학의 실마리를 이제 찾았다고 생각했을 때 나는 쓰러졌습니다. 그리고 6년의 세월이 흘렀습니다. 6

년의 세월을 아내에게 의지해 버텨내었습니다. 피아노를 전공한 가녀린 여인의 모습으로 내게 왔던 아내는 무거운 짐을 들어 올리고 남편을 부축하고 아이를 키우는 강한 어머니의 모습으로 변해 갔습니다. 한국에서는 어머니의 사랑으로 미국에서는 아내의 사랑으로 나는 이렇게 살아서 여기까지 왔습니다.

내가 찾은 의학을 세상에 전하려 했지만 쉬운 일이 아니었습니다. 모두들 내 이야기에 고개를 끄덕이지만 누구도 그 일을 하려 하지 않았습니다. 나는 다시 돌아와 나의 의학을 더 설득력 있게 만들어 가야 했습니다. 그렇게 흘러간 20년의 세월 동안 내게는 가난이 떠나지 않았습니다. 나는 이제 밥벌이를 걱정해야 하는 40대 중반의 초라한 가장의 모습으로 남아버렸습니다.

하지만 이제 세상에 나의 이름을 걸고 내세울 수 있는 나의 의학을 찾았습니다. 그리고 내가 찾은 의학이 지금 병상에서 신음하는 환자들을 도울 수 있다는 믿음을 가지고 있습니다. 이제 남은 것은 내가 찾은 나의 의학을 내 나라에 전하는 것입니다. 몸이 부서져 있어 추스를 때까지는 나는 한국의 환자들 곁으로 돌아갈 수가 없습니다. 그래서 지난 시절의 나의 저서들을 정리해 내 나라로 보내자는 생각을 했습니다. 〈우리집 홈닥터 비타민 C〉 원고를 정리하던 중 신종플루 이야기가 나왔고 옛 저서에 나의 생각들을 보태었습니다. 의학의 눈을 열어주면 의학이 이곳으로 몰려들어 올 것이라는 생각을 합니다. 그렇게 의학이 뚜벅뚜벅 걸어서 돌아오는 날까지 나는 나의 이야기들을 세상에 전할 것입니다.

서른 자락의 젊음을 온통 못난 남편의 뒷바라지에 보낸 아내와 함께 뛰어놀아주지 못하는 아빠에게 한 번도 불평하지 않고 아빠 곁을 지켜준 사랑스런 아이 지안이에게 감사의 마음을 전합니다.

2009년 11월

하병근

2001년 발간된 《우리집 홈닥터 비타민 C》의 머리말

미국에 건너온 지도 이제 10여 년이 흘렀습니다. 그 시간들은 기존 의학의 한계를 무엇으로 극복할 것인가에 대한 해답을 찾는 과정이었습니다. 과학을 지켜보고 대체 의학이라 불리는 치료법들을 보면서 새로운 의학이 지향해야 할 방향에 대해 고민했습니다. 그리고 이제 그 새로운 의학에 큰 힘이 되어줄 동반자를 찾았습니다.

내가 물었던 물음, 기존 의학의 한계를 어떻게 극복할 것인가에 대한 해답은 분자생물학과 유전학을 발판으로 하는 현란한 과학에 있는 것도 아니고 거대 자본이 낳은 기적의 신물질에 있는 것도 아니었습니다. 그 해법은 우리 곁에 함께 하고 있는 자연물에 있었습니다.

모든 의사를 과학자로 만들려는 지금의 의학은 반쪽 의학입니다. 과학은 계속 발전해나가고 있지만 아직 미완성입니다. 불완전한 과학이 의학을 재단하려 하면서 의학은 길을 잃어버렸습니다. 의사가 의학을 끌어가던 시대도 지났습니다. 환자에 대한 객관적 관찰을 바탕으로 의학의 한계를 넘어설 수 있던 시대도 끝이 났습니다. 이제 의학은 사람을 알지 못하고 시스템을 알지 못하면서 급속하게 세포 아래로 내려간 과학에 의해 이끌려가고 있습니다. 그리고 그들의 거대자본에 종속되고 있습니다.

과학은 자연과 경쟁하기보다는 자연을 이해하려 할 때에 더 큰 것을 얻을 수 있습니다. 하지만 과학에도 자본주의 논리가 들어서버렸고 특허를 통한 이윤 창출이 불가능한 자연물들은 그들의 눈 밖으로 나 있습니다.

특허를 통한 소유의 과학이 자연물을 통한 공유의 의학을 몰아내버렸고 이를 다시 바로 세우기 위한 시간이 왔습니다. 시험관 밖을 떠나면 존재하지도 못할 작위적인 패러다임에 의해 만들어진 과학이 사람을 살리는 의학을 쓰러뜨리고 있습니다.

기존 의학의 한계를 넘어설 희망은 자연에 있습니다. 자연을 제대로 이해하고 비타민 C를 비롯한 여러 자연물들을 기존 의학의 치료법과 함께 결합하면 의학은 더 큰 모습으로 태어날 수 있습니다.

한국에도 대체의학과 보완의학들이 많이 소개되고 있다는 소식을 들었습니다. 하지만 아쉽게도 자연물을 이용해 치료하는 의학이 제대로 알려져 있지 않고 논리적 토대를 갖추지 못한 비타민 C 이야기가 엉뚱한 모습으로 매스컴을 타고 왈가왈부된다는 사실이 안타까웠습니다. 제대로 알지 못하고 깊이 있게 공부하지도 않은 사람들에 의해 이러한 의학이 시작부터 껍데기 의학으로 전락하는 것을 막기 위해 비타민 C를 비롯한 자연물 이야기들을 써가고 있습니다.

인체가 스스로 만들어 내거나 음식물 섭취를 통해 우리 몸속에 존재하는 자연물로 사람을 치료하자는 의학이 자연물 교정 의학입니다. 이 자연물 교정 의학을 시술하는 사람들도 바로 서양 의학을 공부한 의사들입니다. 서양 의학을 대체하자는 대체의학이 아닙니다. 서양의학의 빈틈을 메울 수 있다고 생각한 의사들이 지금도 시술하고 있는 의학입니다. 우리나라에서도 주류의학이 이를 받아들여야 합니다.

자연물 교정 의학은 우리나라의 전통의학인 한의학과 서양의학이 만날 수 있는 접점이 될 수 있습니다. 의사인 내 자신의 병을 치유하고자 나섰던 길에서 자연이라는 무지개를 만났습니다. 그리고 그 무지개는 희망이었습니다. 희망의 의학을 전했던 닥터 클레너, 라이너스 폴링을 비타민 C의 세계로 인도했던 어윈 스톤, 비타민 C 이야기를 세상에 전했던 라이너스 폴링.

이들에 이어 비타민 C 치료법을 전하고 있는 닥터 캐스카트, 이 자리를 빌어서 그에게 감사의 마음을 전합니다. 비타민 C 치료법에 대한 궁금증을 풀어주고 자신의 모든 자료들을 한국에 전해도 좋다며 자신의 경험들을 들려주신 분입니다. 그리고 그가 비타민 C로 치료한 2만여 명의 환자들은 비타민 C 이야기를 풀어가고 있는 내게도 큰 힘을 주었습니다. 닥터 캐스카트의 이야기들은 다음 기회에 자세히 전하겠습니다.

건강하지 못한 아들 걱정에 평생을 마음고생으로 보내셨던 아버지, 어머니께 이 책이 잠시나마 마음의 짐을 덜어드렸으면 하는 생각입니다. 지금도 병상에서 고통 받고 있는 환자들 그리고 그분들의 가족에게 이 글을 바칩니다. 아버지 어머니 감사합니다.

2001년 겨울 하병근.

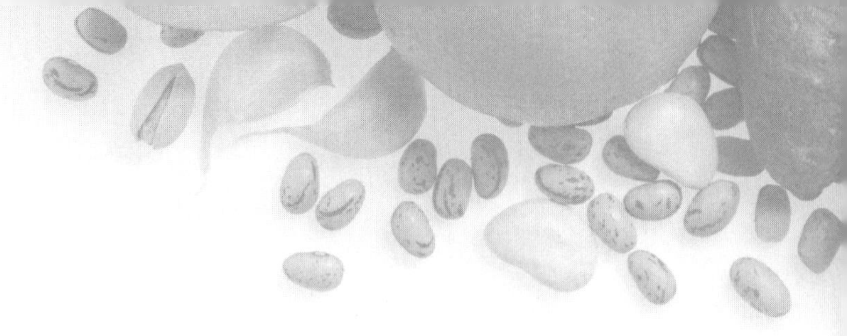

차례

PART 0 신종플루, 바이러스 그리고 비타민 C

PART 1 몸은 비타민 C를 원한다

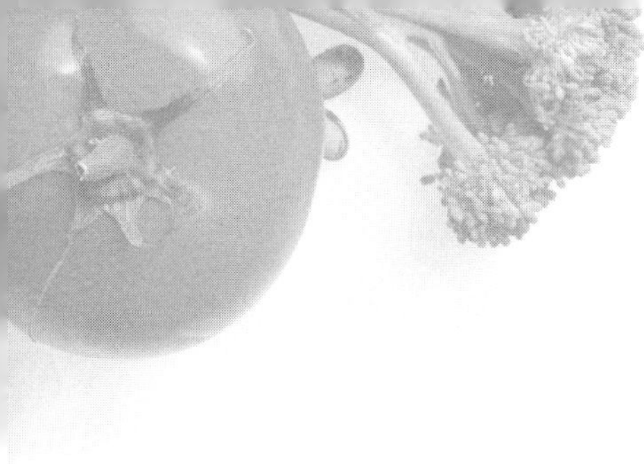

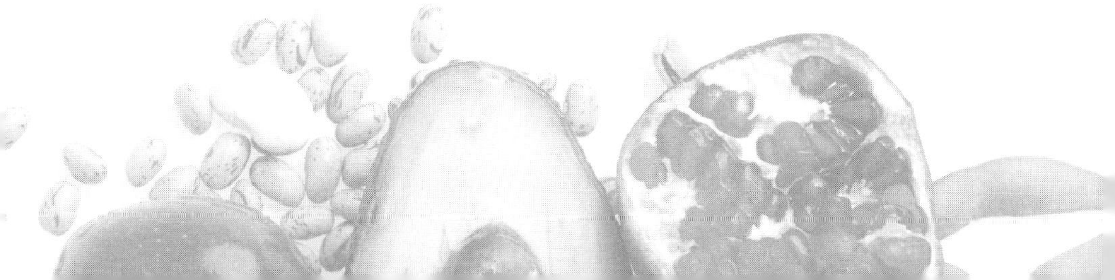

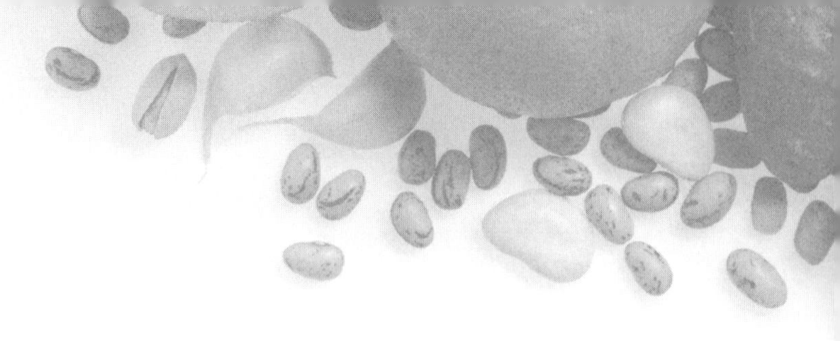

PART 2 비타민 C, 병을 다스리는 신비의 물질

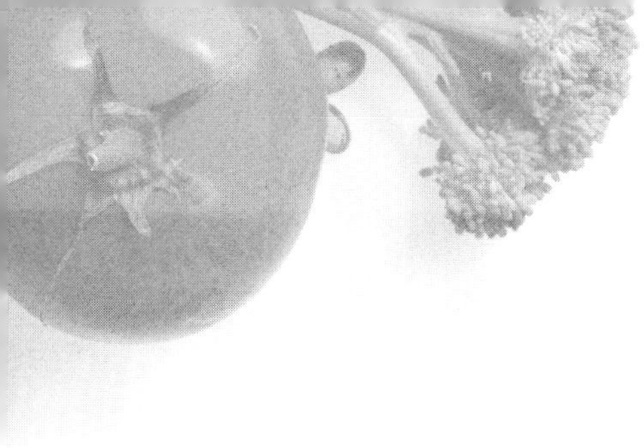

PART 3 비타민 C, 거짓 혹은 진실

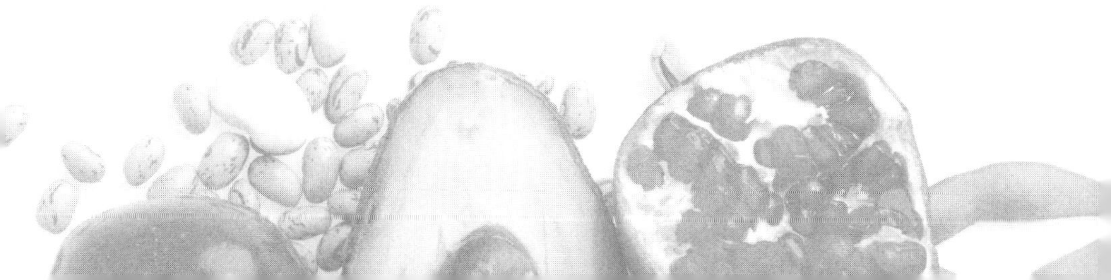

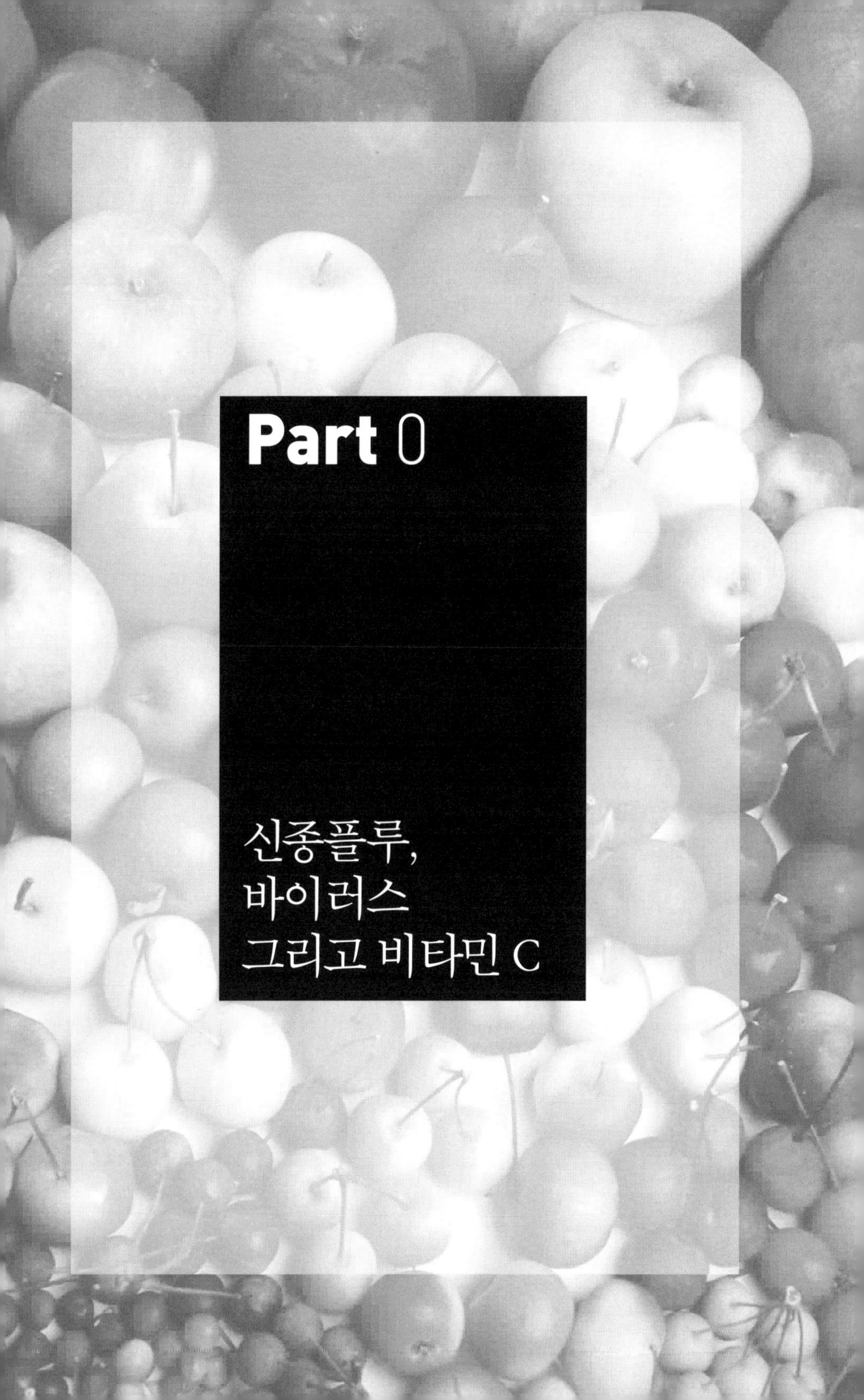

Part 0

신종플루,
바이러스
그리고 비타민 C

신종플루가 미국 내에서 퍼져나가는 모습을 보고 이렇게 간다면 대유행으로 흐를 것이라는 생각이 들어 우리나라 언론사에 신종플루에 대한 나의 생각을 적어 보냈다. 평소 친분이 있던 기자들에게는 일일이 메일을 써서 사연과 함께 기고문을 보냈고, 100여 명이 넘는 의학 · 과학 기자들에게도 기고문을 보냈다. 내 이야기를 그대로 실어 줄 거라는 기대는 크지 않았지만 언론사에서 이슈로 다룰 수 있을 것이라는 생각은 했다. 그런데 알고 지내던 기자들로부터 공감한다는 이야기는 들었지만, 단 한군데에서도 보도를 하지는 않았다. 예전 비타민 C 파동이 일었을 때와도 사뭇 달랐다. 그때는 내 의견도 보도에 반영이 되었는데 어찌된 일인지 신종플루에 대한 내 생각들은 아무도 언급을 하지 않았다. 그것이 지난 8월이었다.

이후 정부와 학계는 손을 자주 씻고 기침을 할 때는 가려서 하고 사람들이 많이 모인 곳에는 가지 말라는 신종플루 예방법을 발표했다. 이렇게 해서는 신종플루가 대유행으로 흘러가는 것을 막지 못한다는 결론을 내리고 나는 다시 고민하기 시작했다. 언론과 학계는 다시 신종플루는 계절독감에 비해 사망률이 높지 않고 지금까지의 자료로는 더 낮게 나타난다는 통계 이야기를 하며 대유행으로 흘러가는 신종플루를 애써 두렵지 않은 존재로 넘겨버리려 했다.

이제 더 이상 정부와 언론과 학계의 변화를 기대하기 어렵다는 생각을 했고 더 이상의 희생을 막으려면 손을 씻는 것 이외에 지금 우리가 할 수 있는 것들이 무엇이 있는지도 알려야 한다는 생각을 했다. 언론은 침묵이고 나는 지금 한국으로 갈수도 없다. 출간으로 가는 길 밖에는 방법이 없다는 결론을 내렸다. 재출간을 준비 중이던 《우리집 홈닥터 비타민 C》 원고들을 다시 손에 들고 신종플루 이야기를 새겨 넣었다. 아이들은 고통을 받고 사람들은 세상을 떠나가고 있다. 이제 더 이상 시간이 없다.

1918년 전 세계로 퍼져나가며 2천만 명이 넘는 희생자를 쏟아내었던 스페인 독감. 그 대유행이 처음 시작될 당시, 스페인에서는 3일만 열이 나고 침대에서 쉬면 낫는다며 '3일 열'이라고 했고 영국에서는 군인들이 샴페인을 마시며 회복했다고 이야기 했다. 스페인 독감이 첫 번째 물결을 일으키며 세상으로 퍼져나갈 때에는 그렇게 파고도 높지 않고 물결도 잔잔했다. 그 잔잔한 물결의 스페인 독감이 변신하며 격랑으로 바뀌어 몰아친 두 번째 물결, 그 후 폭풍에 세상은 침몰했다. 2천만 명이 넘는 희생자를 낸 스페인 독감의 시작도 감기 정도 수준에서 시작했다는 사실을 지금의 학계와 언론, 그리고 내 나라의 관료들은 알고 있는 것일까. 내가 이렇게 글을 쓰고 내 나라에 소리치고 있는 까닭은, 나는 한국인이고 내가 너무 사랑하는 사람들이 지금 한국에 살아가고 있기 때문이다. 비타민 C 원고 집필에 신종플루를 녹여 넣게 만든 이 대유행을 세상이 제대로 들여다보았으면 하는 마음으로 언론사에 보낸 기고문과 이어진 나의 생각들을 세상으로 돌려보낸다.

〈신종플루 관련 언론기고문〉

그리 큰 문제가 되지 않을 듯했던 신종플루가 다시 문제를 일으키며 한국사회가 동요하는 모습을 보았습니다. 그간 묵묵히 추이를 지켜보았는데 이제 더 이상 침묵하는 것은 옳지 않다는 생각이 들어 이렇게 각 언론사에 제 의견을 전합니다.

제 소개부터 하겠습니다. 저는 1990년 서울대학교 의과대학을 졸업하고 1993년 미국으로 건너와 오하이오 주립대학교에서 신경과학 박사과정을 마치고 레지던트 과정을 거친 후 지금은 오하이오 주립대학교 병원에서 수혈의학(Transfusion Medicine)과 전임의로 일하고 있는 하병근이라는 사람입니다.

한국에는 《신비로운 비타민 C》《우리집 홈닥터 비타민 C》《숨겨진 비타민 C 치료법》 등의 책을 썼고 지난 6월에는 《하루하루가 인생이다》라는 에세이집을 출간하기도 했습니다. 몸은 미국에 있지만 제 마음과 생각은 늘 내 나라와 내 나라의 의학을 품고 있었습니다.

신종플루가 한국에서 사망자를 내고 번져가고 있는데도 적극적인 예방대책 없이 고작 손을 자주 씻고 위생을 청결히 하고 사람 모이는데 가지 말라는 고전적인 방법을 국민들에게 하달하는 정부의 대책을 그저 보고만 있을 수 없어 이렇게 글을 쓰고 있습니다.

저의 지난 저서를 보고 "또 이 사람 비타민 C 먹으라고 하겠구만." 하는 푸념으로 이 글을 받아들이신다 해도 저는 할 말이 없습니다. 하지만 신종플루가 대유행(pandemic)으로 흘러갈 위험성마저 보이는 상황에서 타미플루에 의존한 질병관리에 모든 것을 걸다시피 하는 기존 의학의 대처법은 지나치게 소극적인 대처법입니다. 이렇게 해서는 신종플루의 대발생(outbreak)을 막아설 수 없습니다.

조류독감에 이어지며 다시 나타나고 있는 지금의 현상을 막아서기 위해서는 손을 자주 씻고 혼잡한 곳을 피한다는 소극적 방법에서 벗어나 바이러스 질환을 예방할 수 있는 적극적인 방법도 함께 찾아가야 합니다.

몇 달 전 미국에서 신종플루가 처음 나타나기 시작했을 때 이곳 오하이오 주립대학교병원에서도 치료 지침이 전해지고 병원의 출입문 곳곳에는 전시 상황을 연상시키듯 초소를 만들어 출입하는 사람들을 관찰하고 초소마다 세정제(hand sanitizer)를 비치해 사용할 수 있게 했습니다. 열이 나거나 기침을 하는 사람들은 바로 보고하게 했고, 의사들에게는 독감이 아닌데도 개인적인 용도나 가족들을 위해 타미플루를 처방할 경우 제재를 가하겠다며 신종독감에 치료효과를 보이는 항바이러스제 타미플루의 불필요한 처방을 규제해 환자치료에 차질이 없도록 했습니다.

그렇게 시간이 흐르고 별다른 문제가 발생하지 않자 병원 측은 초소를 서둘러 철수했고 지금은 우리나라 병원들과 다를 바 없는 일반적인 예방지침을 하달하고 있습니다. 하지만 지금까지 미국은 신종플루로 인해 8,843명이 입원했고 556명이 사망했습니다. 환절기와 함께 신종플루가 다시 번져나갈 조짐을 보이자 미국은 다시 긴장하기 시작했습니다. 미국 정부는 10월 중순부터 신종플루 예방백신을 공급하기 시작해 12월까지는 필요한 사람들이 모두 예방주사를 맞을 수 있도록 한다는 계획 아래 백신 생산에 박차를 가하고 있습니다. 백신을 생산하는 회사들을 늘려 하청을 주고 필요한 물량을 확보하기 위해 안간힘을 쓰고 있습니다.

다음 사진은 AP 통신을 통해 이곳 뉴스에 보도된 신종플루 백신 사진입니다. 미국의 질병관리센터(CDC)에서 발표해 미국의 병원들에 전달된 신종플루 예방법은 지금 우리나라에서 전달되는 지침들과 하나도 다를 바가 없습니다. 하지만 미국과는 환경이나 인구의 밀집도가 다르고, 백신 공급이 미국처럼 원활하지 못하리라고 짐작되는 우리나라에서는 최소한 미국의 이러한 안일한 대처법을 그대로 받아들여서는 안 된다는 것이 저의 생각입니다. 보다 나은 적극적인 대처법이 필요합니다. 그러려면 사회와 의료인들의 공감대가 먼저 형성되어야 하는데 그 동안 우리는 여기에 대한 토론을 전혀 하지 않았습니다.

그간 지식인들이 명예욕과 소영웅주의에 휘말려 적절한 근거도 없이 쏟아놓았던 이것 먹어라, 저것 하라, 이것 먹지 말라, 저것 하지 말라는 말초적인 대응법과 이를 타고 흐르던 상업주의에 식상한 세상이라 어떠한 새로운 대응책에 대한 공감대도 형성하기가 지극히 어려워졌습니다. 하지만 이대로 두기에는 그 대책들이 너무 보잘 것이 없고 그로 인한 환자들의 고통과 일반인들의 두려움이 너무 큽니다. 앞으로의 대책 역시 백신 개발을 기다리고, 사람들이 신종플루에 대한 면역력을 가지게 되기를 기대하는 수준에서 그치고 있습니다. 정말 가진 것이 이것 밖에 없는지 수십 년을 이어지며 판에 박힌 이야기를 하고 있는 의학의 모습이 씁쓸합니다.

그간 서양의학은 바이러스 질환에 대한 치료법으로 바이러스를 공격하는

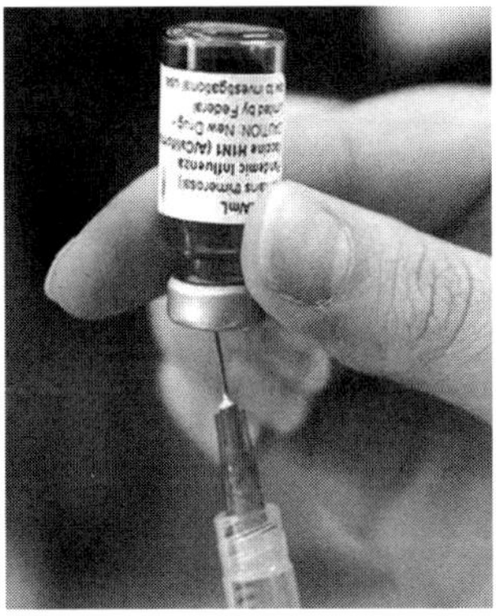

신종플루 백신을 주사기에 담고 있는 모습

데에만 신경을 썼습니다. 항생제가 박테리아를 죽이듯 그렇게 바이러스를 공격해 없애려 했습니다. 하지만 바이러스는 박테리아와 달리 우리 몸을 자신의 것으로 만들어 이용하기 때문에 죽여내기가 쉽지 않습니다. 이제 시선을 바이러스가 들어와 자라나는 우리들의 세포 내 환경에 맞추어야 합니다. 바이러스에 노출되어도 어떤 사람은 질환에 걸리고 어떤 사람은 바이러스를 물리칩니다. 바이러스가 들어가도 어떤 사람은 맹렬하게 번져 가는데 어떤 사람은 가볍게 스치듯 지나갑니다. 씨는 그대로인데 밭이 다르다는 이야기입니다.

이제 우리는 이종이나 변종 바이러스가 나타날 때마다 치르는 이러한 난리들을 다시 둘러보아야 합니다. 바이러스가 자라나는 세포 내 환경, 바이러스가 심어지는 밭을 바꾸어야 합니다. 그리고 그 일선에는 '비타민 C' 와 '엔-아세틸 시스테인〔N-acetyl cysteine(NAC)〕' 이라는 물질이 서 있습니다. 결론부터 먼저 말씀드리자면 지금 우리나라의 신종플루 예방지침에 '비타민 C' 와 'NAC' 사용을 권고하는 사항이 들어갈 필요가 있다는 것이 제 생각입니다.

그 이유를 설명하자면 리독스 이론부터 설명해야하는데 이 글에서 그것까지 다루면 너무 길어질 것 같습니다. 간략하게 말씀드리면 바이러스의 증식을 억제할 수 있는 밭을 만드는 데는 비타민 C와 글루타치온이 커다란 역할을 하고 또한 이 물질들을 조절하여 바이러스 감염을 방지할 수도 있습니다. NAC은 인체 내로 빠르게 흡수되어 글루타치온을 생성할 수 있게 하는 글루타치온 전구물질입니다. 지면을 내어주실 수 있다면 모든 것을 설명해 드리겠습니다.

거대 제약사가 이끄는 '자본의 의학' 이 세상을 끌어가고 있는 마당에 그들이 만들어낸 신물질도 하지 못하는 신종플루의 예방을 '비타민 C' 와 'NAC' 과 같은 자연물들이 도움을 줄 수 있다고 얘기한다면 여러분들은 이를 받아들이기가 쉽지 않을 것입니다. 아니 이 대목에서 누구도 이를 받아들일 수 없으리라는 생각이 들기도 합니다. 그 동안 의학은 후학들에게 가르쳐야 할 것들을 가르치지 않고 전해야 할 것들을 전하지 않은 채 여기까지 흘러왔습니다. 그리고 그 폐해는 이렇게 바이러스 질환을 예방할 수 있는 물질이 아무것도 없다는 논리로 나타났습니다.

이 편지의 결론은 신종플루를 비롯한 여러 바이러스 질환을 예방하기 위해서는 항산화제인 '비타민 C'와 'NAC'을 적극적으로 사용해야 한다는 것입니다. 저의 개인적인 논리는 자제하겠습니다. 저의 논리는 제 홈페이지 'vitamincworld.ohpy.com'으로 가시면 깊이 있게 살펴보실 수 있습니다. 이제 제가 제시하는 논문들, 과학을 하고 의학을 하는 사람들이 보고한, 하지만 세상의 언론은 끝까지 침묵하고 있는 연구결과들을 한번 살펴보시고 타당성이 있다고 생각하시면 신종플루의 예방에 '비타민 C'와 'NAC'을 적극적으로 사용해야 한다는 저의 논리도 보도해 주십시오.

저는 의사이자 과학자이지만 만성호흡기 질환이라는 난치병을 가지고 사는 환자이기도 합니다. 그래서 만성질환들에 대한 치료법들을 새로운 시각으로 들여다보기 시작했고 이제 그 시간이 20년에 가까워 오면서 무엇이 진리고 무엇이 사람들을 도울 수 있는지도 알게 되었습니다. 지금처럼 대책이 없는 신종플루가 돌기 시작하면 저는 제일 조심을 해야 하는 고위험군으로 분류됩니다. 지금과 같은 안일한 대응법으로는 저와 같은 호흡기 질환 환자들을 보호할 수 없습니다.

환자의 눈으로 찾은 의학을 소개하겠습니다. 비타민 C의 항바이러스 효과는 1949년 발표된 닥터 클레너의 논문을 보면 그 가능성을 충분히 짐작할 수 있습니다. 소아마비 예방주사가 나오기 전, 소아마비가 횡횡할 때 닥터 클레너는 고용량의 비타민 C 주사법을 통해 소아마비 증상을 보이는 환자들을 치료해내었고 그 임상 예들을 논문으로 발표했습니다.

이후 비타민 C를 적극적으로 바이러스 질환 치료에 이용한 의사들에 의해 급성 간염 치료에 이용하면 환자들의 증상을 완화하고 투병기간도 줄여준다고 보고되었습니다. 소아마비와 급성 간염에서의 효과뿐만 아니라 여러 바이러스 질환에 대한 효과가 보고되었지만 의학은 이를 전하지 않았습니다. 간염 환자들을 비타민 C를 이용해 치료했던 미국의사 닥터 캐스카트의 말입니다.

"비타민 C가 대단히 잘 듣는 질병으로는 바이러스성 간염을 들어볼 수 있습니다. 비타민 C에게 바이러스성 간염 치료는 아주 수월한 일입니다. 다른 질병들과 달리 간염은 간 기능 검사를 통해 객관적 수치를 부여할 수 있어서 비타민 C의 효과를 쉽게 재어볼 수 있는데, 비타민 C가 있고 없고에 따라 간염의 진행 상황은 커다란 차이를 보입니다. 간염의 정도를 나타내주는 여러 가지 효소들을 측정해서 이를 기록해 나가면 간염의 진행상황을 알 수 있게 됩니다. 물론 바이러스성 간염 중에는 그 정도가 심하지 않아서 환자가 황달기가 조금 있을 뿐 그리 심각한 상태가 아닌 경우도 있습니다.

하지만 여기서 내가 말하는 환자들 중 최소한 20명 이상은 간염이 대단히 심해서 아무런 일상생활을 할 수 없는 중증의 환자들이었습니다. 이런 환자들도 비타민 C를 3~5일 투여하면 간염으로부터 회복되었습니다. 일반적으로 황달이 완전히 없어지는 데는 6일 정도가 걸렸습니다. 소변 색깔은 비타민 C 투여 2~3일 이내로 정상으로 돌아왔습니다."

이러한 비타민 C의 항바이러스 효과는 실험실에서도 여실히 증명되어 나오고 있습니다. 실험실 연구 결과들만 놓고 보아도 지금의 의학이 시종일관 '비타민 C' 와 'NAC' 의 항바이러스 효과를 무시한 채 바이러스 질환에 대한 예방책이 없다고 주장하는 것은 모순이라는 것을 쉽게 알 수 있습니다.

지금 우리 곁에는 검증된 도우미가 있습니다. 일일이 항바이러스 질환에 대한 효과를 제시하자면 끝이 없겠지만 다음에 제시하는 논문들을 한번 그 제목만이라도 살펴보아주십시오. 일일이 바이러스마다 보고된 논문들을 장황하게 나열하지 않고, 지금 이 순간 바이러스 질환들 중에 매체에 미치는 임팩트가 제일 크고 바이러스 질환들 중 가장 두려움을 준다고 해도 과언이 아닐 'AIDS 바이러스' 에 대한 '비타민 C' 와 'NAC' 의 효과를 먼저 소개하겠습니다.

Biologicals. 1995 Mar;23(1):75-81.
In vitro inactivation of human immunodeficiency virus by ascorbic acid.
시험관 내에서 비타민 C가 HIV 바이러스를 비활성화 시킨다.

Proc Natl Acad Sci U S A. 1990 Sep;87(18):7245-9.
Suppression of human immunodeficiency virus replication by ascorbate in chronically and acutely infected cells. [Harakeh S, Jariwalla R J, Pauling L.]
HIV 바이러스에 만성, 급성으로 감염되어 있는 세포에서 HIV 바이러스가 비타민 C에 의해 억제된다.

위의 논문이 실린 PNAS는 그 지명도가 대단히 높은 권위 있는 저널입니다.

AIDS Res Hum Retroviruses. 1992 Feb;8(2):209-17.
N-acetylcysteine: a new approach to anti-HIV therapy [Roederer M, Ela SW,

Staal FJ, Herzenberg LA, Herzenberg LA.]

NAC: 새로운 AIDS 치료법

Proc Natl Acad Sci U S A. 1991 Feb 1;88(3):986-90.

Suppression of human immunodeficiency virus expression in chronically infected monocytic cells by glutathione, glutathione ester, and N-acetylcysteine. [Kalebic T, Kinter A, Poli G, Anderson ME, Meister A, Fauci AS.]

만성적으로 HIV 바이러스에 감염된 단핵세포에서 글루타치온, 글루타치온 에스터, NAC이 HIV 바이러스 발현을 억제한다.

비타민 C로 소아마비를 치료했던 논문은 아래와 같습니다.

South Med Surg. 1949 Jul;111(7):209-14.

The treatment of poliomyelitis and other virus diseases with vitamin C. [Klenner FR.]

소아마비 질환과 다른 여러 바이러스 질환들을 비타민 C로 치료하다.

인플루엔자 바이러스에 대한 NAC의 동물실험 효과입니다.

Int J Immunopathol Pharmacol. 2000 Sep-Dec;13(3):123-128.

Protective effect of n-acetylcysteine in a model of influenza infection in mice. [Ungheri D, Pisani C, Sanson G, Bertani A, Schioppacassi G, Delgado R, Sironi M, Ghezzi P.]

쥐에서 인플루엔자 감염을 막아서는 NAC의 효과

항바이러스제 타미플루와 함께 투여되었을 때에 나타나는 효과도 아래와 같이 보고되고 있습니다.

Int J Immunopathol Pharmacol. 2007 Apr-Jun;20(2):349-54.
N-acetylcysteine synergizes with oseltamivir in protecting mice from lethal influenza infection. [Garozzo A, Tempera G, Ungheri D, Timpanaro R, Castro A.]
NAC은 타미플루와 합력해 치명적인 인플루엔자에 감염된 쥐를 구한다.

사람을 대상으로 한 아래와 같은 임상실험도 있었습니다.

J Manipulative Physiol Ther. 1999 Oct;22(8):530-3.
The effectiveness of vitamin C in preventing and relieving the symptoms of virus-induced respiratory infections. [Gorton HC, Jarvis K.]
바이러스로 인한 호흡기 감염을 예방하고 증상을 완화하는 비타민 C의 효과

여러분, 수많은 논문들 중에 그것도 극히 일부만을 추렸습니다. 시험관 내에서와 실험동물의 생체 내에서 인플루엔자 바이러스 뿐만 아니라 수많은 바이러스들의 증식을 억제한다는 논문들이 수도 없이 쏟아져 나와 있지만 의학은 이를 치료법으로 연결해 전하지 않았습니다.

만약 '비타민 C' 와 'NAC' 이 특허를 걸 수 있어 지금의 타미플루처럼 독점이 가능한 물질이었다면 어떻게 되었을까요?

대학을 졸업하고 의사가 된 후 20년이 다 되어가는 세월을 의학에 바쳐가고 있는 한 젊음이 이렇게 먼 곳에서 여러분들에게 긴긴 메일을 쓰고 있는 이유는 환자들을 도울 수 있는 방법을 두고도 아무런 말도 하지 않고 침묵하는 의학을 이제 더 이상 바라보고만 있을 수 없기 때문입니다.

역사는 반복한다고 했습니다. 지금의 세상은 괴혈병이 무섭게 번져가던 시절의 영국을 다시 보는 듯합니다. 1700년대, 영국은 막강한 해군을 자랑하고

있었습니다. 하지만 전투에 나서서 전사하는 숫자보다 괴혈병으로 숨져가는 숫자가 더 많아지면서 영국 해군은 이를 해결해내기 위해 힘을 쏟습니다. 1747년, 제임스 린드라는 해군 군의관이 괴혈병은 레몬과 라임으로 치료된다고 보고를 합니다. 하지만 영국 정부는 이를 받아들이지 않았습니다. 1780년, 영국 함대에는 12,000명의 해군 병력이 있었습니다. 그 중에 사망한 병사의 수가 1,600명이었습니다. 이 중에 전사한 병사의 숫자는 불과 60명, 숱한 병사들이 치료법을 눈앞에 두고도 괴혈병으로 함대 위에서 숨져갔습니다.

반세기가 지난 1795년 결국 영국 정부는 무고한 영국인들의 희생을 고스란히 치른 후 영국 해군의 함대 위 병사들에게 레몬주스를 공급하게 됩니다. 치료법을 받아들이는데 반세기가 걸렸습니다.

제임스 린드의 치료법이 주류의학에 의해 받아들여지게 된 계기는 귀족 반열에 올라 있던 길버트 블레인이라는 의사가 있었기에 가능했습니다. 의학을 움직일 수 있는 위치에 있는 사람이었기에 의학이 귀를 열었던 것입니다.

이제 신종플루를 예방하고 치료하는데 '비타민 C'와 'NAC'이 도움을 줄 수 있다는 사실도 더 이상 외면을 받아서는 안 된다는 것이 제 생각입니다. 그리고 이 시대를 끌어가는 의학이 이를 받아들이기 위해서는 언론에서 일하시는 여러분들의 도움이 필요합니다.

글이 길어졌습니다. 아직도 못다 한 이야기들이 많이 있지만 언젠가는 그 이야기들을 여러분들에게 모두 전할 수 있는 날이 오리라 생각하며 신종플루에 대해 제가 공부하고 느낀 것들을 전합니다. 감사합니다.

2009년 8월 31일 하병근

신종플루 바이러스(H1N1)의 정체

바이러스 질환을 만나면 기존의 의학은 무기력해진다. 박테리아를 만나면 즐비한 항생제들을 앞세우고 다양하게 처리해 나가지만, 치료제 개발이 힘든 바이러스 질환들을 만나면 이전의 힘을 잃은 채 인체 내의 면역력에 처리를 크게 의존하게 된다. 바이러스 질환에 대한 치료제로 시장에 나와 있는 것들도 완전한 치료제라고 보기에는 어딘가 어설픈 게 사실이어서, 결국 기존 의학이 지금 손에 쥔 바이러스 치료법은 미완성인 셈이다.

이러한 미완성의 치료법에 신종플루가 들어서면서 세상은 당혹감에 휩싸였다. 바이러스를 알고 사람의 몸을 알면 더 나은 대응법을 만들어 낼 수 있을 텐데, 반쪽이 되어버린 주류의학은 고작 손을 자주 씻으라는 허전하고 궁색한 바이러스 예방법을 전하고 있다.

지금 이 순간 우리들 곁에는 손을 자주 씻는 것보다 훨씬 더 강력한 예방 치료제들이 있다. 자본에 눈이 가린 의학이 보지 못하고 있을 뿐이다. 이를 이해하려면 신종플루 바이러스부터 이해해야 한다.

먼저 신종플루를 이해하기 전에 독감으로 알려진 인플루엔자를 살펴보자. 독감은 인플루엔자 바이러스에 감염되면서 생기는 질환이다. 원인 물질인 인플루엔자 바이러스에는 A형과 B형이 있다. 매년 한차례 독감 예방주사를 독감에 걸릴 가능성이 많은 사람들, 노약자나 만성질환자, 호흡기질환자들에게 접종하는데 다른 바이러스 예방주사들과 달리 인플루엔자는 매년 예방주사의 성분이 바뀌고 대상 바이러스의 모습도 바뀐다. 유행을 예상하는 바이러스의 모습들이 다르기 때문에 작년의 예방접종으로 올해의 예방접종을 대신할 수 없는 것이다.

이처럼 인플루엔자 바이러스는 변신을 거듭하는 존재다. 인플루엔자 바이러스에는 A형과 B형이 있는데 A형은 B형에 비해 변신의 강도가 커서 사람들에게 더 큰 골칫거리가 되고 있다. 인체 내의 면역 체계는 한번 앓고 난 바이러스의 모습을 기억한다. 다시 들어오면 어김없이 출입문을 봉쇄해 막아서게 되는데, 이때 커다란 차이가 없는 바이러스가 들어오면 큰 어려움 없이 처리해낸다. 하지만 그 모습이 커다란 차이를 보일 경우에는 처리에 어려움을 겪게 되는데, 이에 더해 지금의 신종플루처럼 변종이 나오면 이 변종에 대한 예방주사가 만들어지기 전까지 인체는 무방비 상태로 바이러스에 노출되게 된다.

인플루엔자 바이러스는 바이러스가 가지는 두 가지 물질을 이용해 이름도 짓고 분류도 한다. 하나가 헤마글루티닌(Hemagglutinin)이고 다른 하나는 뉴라미니다제(Neuraminidase)이다. 헤마글루티닌은 인플루엔자 바이러스가 호흡기 점막에 부착해 세포 내로 들어가는 데에 중요한 역할을 하는 물질이다. 그리고 뉴라미니다제는 바이러스가 세포 내에서 증식한 후 증식을 마치고 다른 세포로 이동하기 위해 숙주 세포를 터트리고 나오는 데에 중요한 역할을 하는 물질이다. 쉽게 말하자면 인플루엔자 바이러스가 세포라는 건물로 들어올 때 입구의 문을 열고 들어오는 데에는 헤마글루티닌을 사용하고 출구를 통해 세포 밖으로 나갈 때에는 뉴라미니다제를 사용한다. 이 두 가지 항원에 번호를 부여해 바이러스의 이름을 짓는데 이 두 가지 물질들 중 하나만 차단해도 인체는 바이러스들을 물리쳐낼 수 있다. 입구를 잠그거나 출구를 봉쇄하면 인플루엔자 바이러스는 막아낼 수가 있다.

지금 유행하고 있는 신종플루는 H1N1이다. 신종플루라는 이름은 예명이라 생각하면 되고 본명은 H1N1이다. 미국에서는 스와인 플루(swine flu), 돼지독감이라고 부르기도 하는데 예명을 무엇이라 부르던 이들의 이름은 H1N1이다. H1N1이라는 말은 헤마글루티닌이 1형(type 1)이고 뉴라미니다제 역시 1형(type 1)이라는 이야기다. 신종플루 이전에 세상의 주목을 받았던 조류독감은 H5N1이다. 둘 다 인체가 접하지 못했던 변종 바이러스들이라 세상을 두렵게 만들고 있는데, 조류독감 바이러스와 신종플루 바이러스 역시 인플루엔자 바이러스들이라 기존 의학이 제시하는 예방법 또한 계절독감과 큰 차이가 없다. 그래서 지금 미국과 우리나라 정부가 손을 자주 씻고, 사람들 모인 곳에 가지 말라고 하는 이야기들은 새삼스러울 것도 없는 독감 예방법이다.

신종플루에 대처하는 주류의학의 접근법을 보고 있노라면 어떻게 의학이 이렇게 밖에 나아가지 못하나 하는 생각에 아쉬움이 진하게 남는다. 새로운 대책이 없다고 해도 할 말이 없을 신종플루 예방법, 그리고 타미플루에 전적으로 의존하고 예방백신이 만들어지기만을 기다리는 무기력한 의학의 모습을 나는 납득할 수가 없다. 과거와 단절된 자본의 의학이, 전해야 할 것들을 전하지 않고 옛 것을 잊은 채 화려함만을 추구한 의학이 이제 그 무기력함을 다시 한 번 보여주고 있다.

타미플루는 플루의 침입을 막지 못한다

타미플루는 신종플루의 출현과 함께 인류를 신종플루로부터 막아낼 치료제로 자리매기며 세상의 이목을 집중시키고 있다. 타미플루는 신종플루 출현 이전에 이미 계절독감의 치료제로 처방되어 오던 항바이러스제였다. 감염 후 48시간이라는 짧은 기간의 약효 때문에 미국 내에서도 독감 환자들에게 잘 처방되지 않아서 있는지 없는지도 모르던 약이었다. 신종플루의 출현과 함께 모든 사람들이 다 알 정도의 명약이 되었지만 그 시작은 잘 처방되지 않는 계절독감 치료제였다.

백신이 만들어지기까지 또 다른 항바이러스제 릴렌자(relenza)와 함께 유일한 치료법인 것처럼 알려지고 있는 타미플루, 이 타미플루의 작동원리를 이해하면 우리에게 어떠한 치료법이 필요한 지를 잘 알 수 있다.

타미플루는 오셀타미비르(oseltamivir)라는 물질이다. 이 물질은 인플루엔자 바이러스가 세포 내로 들어와 증식을 마치고 세포 바깥으로 나갈 때 필요한 뉴라미니다제라는 효소를 저해하는 물질이다. 쉽게 말하자면 뉴라미니다제는 출구를 열어 바이러스가 바깥으로 나가게 하는 물질이고 타미플루는 출구를 차단해 나가지 못하게 만드는 물질이다.

예를 들어보자. 바이러스가 증식을 마치면 세포 바깥으로 나가야 하는데, 우리 몸속의 세포들은 저항하며 밧줄로 바이러스의 다리를 묶으려 한다. 이때 바이러스가 가지고 있는 뉴라미니다제는 밧줄을 잘라내는 검의 역할을 하면서 바이러스를 세포 밖으로 풀어준다. 이렇게 자유의 몸이 된 바이러스는 거대한 부대 병력이 되어 호흡기 점막의 세포들로 무차별 난입하게 되는 것이다. 타미플루는 이 검의 날을 무디게 만들어 밧줄을 끊지 못하게 만들고 그렇게 해서 증식된 바이러스가 다른 세포로 무차별 이동하는 것을 막아서는 역할을 한다.

여기에서 잘 알 수 있듯이 타미플루는 이미 바이러스가 인체 내로 들어오고 여기에 덧붙여 바이러스 감염이 초기에 머무르고 있을 때 효과를 나타내는 물질이다. 타미플루는 바이러스가 호흡기 점막 세포의 출입문을 열고 들어오는 것을 막아서지는 못한다. 왜냐하면 바이러스가 세포 내로 들어오는 출입문을 여는 열쇠는 헤마글루티닌인데 타미플루는 헤마글루티닌에는 아무런 영향을 끼치지 않기 때문이다.

그래서 타미플루를 예방약처럼 복용하는 것은 아무런 의미가 없다는 결론에 도달하게 되는 것이다. 감염 후 48시간이라는 타미플루의 짧은 작동기간도 바이러스가 출구를 열고 무차별로 쏟아져 나오기 전에 들어가야 한다는 한계 때문이다. 신종플루에 감염된 후 시간이 흐르고 인체

내의 면역력이 바이러스의 번식을 저해하지 못하면 바이러스는 호흡기 점막 세포들에서 증식을 거듭한 후 호흡기 내로 무차별로 번져버리기 때문에 타미플루가 들어서도 문제를 해결할 수 없게 된다.

지금 신종플루의 유일한 치료법으로 정부가 비축하기 바쁜 타미플루도 이처럼 신종플루에 감염된 초기 단계를 넘어서면 바이러스의 증식을 막아서지 못한다. 그런데도 어떻게 된 일인지 세상은 타미플루 열풍에 휩쓸려 나라마다 확보에 전력을 기울이다시피 하고 있고 우리가 가진 치료법들에는 어떤 것이 있는지는 돌아보지 않고 있다.

그렇다면 정말 우리 곁에 신종플루의 치료를 도울 물질들이 없는 것일까? 없다고 강변하는 의료인들이 있다면 그들은 전해 받은 의학만을 진리로 알고 있는, 그래서 더 큰 의학이 우리 곁에 서 있다는 것을 알지 못하는 사람들이라고 얘기할 수밖에 없다.

타미플루와 같은 접근법은 전형적인 씨를 보는 의학의 접근법이다. 바이러스가 들어와 자라나는 세포 속은 아예 들여다보지 않는다. 바이러스와 세포와의 전쟁이 일어나는 전장은 들여다보지 않은 채 전투가 끝나고 점령한 세포를 떠나가는 시점의 바이러스만을 타깃으로 하고 있다.

물론 지금 이 순간 타미플루 역시 우리가 가지고 있는 커다란 무기다. 하지만 왜 바이러스가 증식하는 밭인 세포 속을 조절해 증식을 막으려는 생각은 하지 않는 것인가?

밭을 보는 의학이 들어와야 한다. 바이러스라는 씨가 심어져 자라나는 세포라는 밭을 들여다보아야 한다. 밭을 바꾸어 바이러스의 증식을 막고 타미플루를 이용해 씨가 퍼져 나가는 것을 막아야 한다. 그래야 사람을 구할 수 있고 대유행으로 흐르는 신종플루의 기세를 막을 수 있다.

우리를 두렵게 만들었던 조류독감, 이 조류독감은 하기도 감염, 즉 코나 목과 같은 상기도보다는 기관지와 폐에 이르는 하기도에 더 강한 집착력을 보여 감염된 환자들을 빠른 시간 내에 악화시켜 갔다. 그러나 다행히도 사람과 사람 사이에 번지는 확률이 적어서 대유행으로 가지 않은 채 잠잠해졌다.

신종플루는 이야기가 조금 다르다. 조류독감에 비해 하기도 감염이 덜하고 상기도 감염으로 시작하는 것이 주를 이루어 증상이 조류독감에 비해 심하지 않고 적절히 대처하면 위험한 상황으로 치닫는 것을 막을 수 있다. 하지만 문제는 조류독감이 사람과 사람 사이에 번지는 일이 드물었던 것과 달리 신종플루는 사람과 사람 사이에 쉽게 건네지고 있다는 점이다. 이러한 상황에서 유일한 치료법으로 내세우고 있는 타미플루에 대한 내성을 가지는 변종이 나타나거나 예방백신이 듣지 않는 변종이 나타난다면 어떠한 결과를 초래할지 아무도 예상할 수 없다.

이제 바이러스만 바라보는 기존의 시각을 벗어나 바이러스가 자라나는 세포 내 환경을 바꾸어 바이러스의 증식을 억제하는 새로운 시각이 의학에 들어서야 한다. 그래야 지금의 소동을 진정시키고 앞으로 있을 후폭풍도 진정시킬 수 있다.

현재의 신종플루 대처법에는 문제가 있다

한국의 언론보도를 통해 고등학교 수업시간에 학생들이 마스크를 쓴 채 공부하는 모습을 보고 있자니 가슴이 아팠다. 자본에 휩쓸리며 의학을 제대로 세우지 못한 세대의 뒤처리를 어린 아이들이 하고 있다는 생각에 마음이 편치 않았다. 저 아이들을 도울 수 있는 방법이 있는데 전할 길이 없다는 사실이 견디기 힘들었다.

세상도 각박해졌다. 기침을 하면 몸이 괜찮으냐고 묻고 위로해야 할 텐데 병이 옮을까 두려워하고 이를 피해가려고만 하니 이를 어떻게 받아들여야 하나. 나처럼 만성호흡기 질환이라는 난치병을 지고 하루에도 수십 번을 쿨럭거려야 하는 사람들에게 지금 이 순간들은 정말 받아들이기 힘든 현실이다. 한 번의 쿨럭거림에 모여드는 시선, 이것이 휴머니즘인가. 결국 못난 의학이 세상마저 각박하게 만들어가고 있다.

역량을 총동원해 국민을 보호하겠다는 정부의 대국민 담화문도 읽었다. 정부의 담화문을 읽어가면서 이렇게 해서는 내 나라 사람들을 보호할 수 없다는 결론을 내렸다. 무엇을 하자는 것인가? 난센스다.

치명률은 예전의 계절독감과 같거나 낮다며 애써 두려움을 걷으려 하지만 이렇게 무섭게 번져나가면 치명률이 문제가 아니라 늘어나는 희생자가 계절독감의 수십 배가 될 텐데, 이런 대책으로 무엇을 하자는 것인지 아쉬웠다.

1,000명의 감염자에 대한 0.1% 사망률은 1명이지만 감염자가 100,000명으로 늘어나면 감염자에 대한 0.1% 사망률은 100명이다. 그리고 여기에 그 흔한 통계를 들이밀면 사망자 수는 100배, 10,000% 증가한다. 더 이상 확률 이야기는 하지 말았으면 좋겠다. 실험실에서 시험관을 잡고 과학을 공부해가던 시절, 그 역겨운 숫자놀이, 현란한 통계의 미학에 구역질이 났는데 귀에 걸면 귀걸이 코에 걸면 코걸이 식의 아전인수 격 통계는 거두어야 한다.

타미플루와 릴렌자를 비축해 두었다고 이야기하고 있지만 타미플루와 릴렌자는 독감의 초기 단계 치료제이지 결코 예방약이 아니고 초기 단계를 지난 독감에는 무기력해지는 항바이러스제다. 미국만 바라보지 말고, 서구의 의학만 기다리지 말고 지금 의학의 데이터베이스 속으로 들어가 보라. 선입견을 걷고 들어가 거기 쏟아져 나와 있는 논문들을 읽어보라. 방법이 없다고 생각하나. 지금 세상에는 바이러스에 맞설 자연물들이 수도 없이 널려있다.

지금 이 순간 기존의학이 가진 유일한 신종플루 치료법이라고 해도 과언이 아닌 타미플루를 적절하게 이용하려면 신종플루의 증상을 조기에 감지해야 한다.

먼저 감기와 신종플루를 구분하는 것부터 들여다보자. 계절독감과 신종플루를 구분해내려는 사람들이 있는데 지금 이 순간 그건 아무런 도움이 되지 않는 무의미한 행위다. 계절독감의 유행 시기가 아닌 지금 이 순간에 번져나가는 독감은 대부분 신종플루라고 보는 것이 타당하다.

신종플루의 증상은 그야말로 어느 날 갑자기이다. 발열을 동반하지 않는 신종플루가 나타났다고 하지만, 대부분 어느 날 갑자기 발열을 하며 온몸이 쑤셔오기 시작한다. 만성 호흡기 질환을 앓고 있는 사람들은 급격한 호흡곤란을 겪기도 한다.

학교에 잘 나갔던 아이가 돌아와서는 갑자기 발열을 하며 드러눕는다면 신종플루라고 생각해야 한다. 그 순간이 바로 타미플루가 투여되어야 하는 순간이다. 괜찮아지겠지 하며 집에서 쉬며 하루 이틀 두고 보자는 생각은 접어야 한다. 콧물이 나고 기침을 조금씩 하다가 며칠이 지나 열이 나고 아프다고 한다면 그건 감기라고 보면 된다. 다시 한 번 짚고 넘어가지만 신종플루는 어느 날 갑자기다.

병원에 바로 갈 수 없는 상황이라면 집에 타미플루를 미리 비치해 두는 것도 좋은 방법이고, 언제든 병원으로 달려갈 수 있다면 증상이 나타나자마자 지체 없이 병원으로 가야 한다. 이것이 지금 이 순간 신종플루에 대해 기존의 의학이 해줄 수 있는 최선의 치료법이다.

신종플루 예방주사,
맞아야 할까 말아야 할까

지금 이 순간 기존 의학이 유일하게 제시하고 있는 신종플루 예방책은 예방주사다. 미국은 이미 초등학교를 비롯해 환자를 일선에서 대하는 병원의 의료진들과 고위험군으로 분류되는 사람들을 대상으로 신종플루 예방접종을 시작해 백신 공급량에 따라 순차적으로 일반인들에게 확대 투여하고 있다.

시 보건국에 처음 신종플루 예방백신이 도착했을 때 당국은 각 병원으로 일정량을 보냈고 병원은 환자와 접촉이 제일 긴밀한 현장에서 일하는 의료진부터 순차적으로 백신을 투여했다. 그리고 한 달 정도 흐르자 계절독감 백신과 함께 신종플루 백신을 모든 직원들에게 투여하기 시작했다. 모든 직원에게 의무적으로 백신을 맞도록 했고 이를 거부하는 사람들은 교육 프로그램을 이수하도록 명시했다.

예방접종이 시작되고 난 후에도 신종플루는 무섭게 번져나갔고 결국 오바마 미국 대통령은 국가 비상사태를 선포하고 미국 전역에 경각심을 불러일으켰다. 어린 학생들의 감염 속도는 무섭다는 표현이 무색할 만큼 거침없이 번져나갔다. 의학이 적절한 예방법을 제시하며 브레이크를 걸어야 하는데, 그 브레이크를 눈앞에 두고도 폭주하는 기관차를 막아서지 못했다. 어느 것이 브레이크인지 어느 것을 당겨야 폭주하는 차가 멈추는지를 가르쳐야 하는데, 머릿속에 현학의 위선이 가득 찬 귀족의 학은 자신의 빈 곳을 좀처럼 받아들이려 하지 않는다.

의학이 가진 유일한 예방책인 예방 백신을 살펴보자. 먼저 계절독감이 만들어지는 과정을 보면 신종플루 백신을 더 잘 이해할 수 있고 앞으로 어떤 대비책을 세워야 하는지도 가늠해볼 수 있다.

매년 세계보건기구(WHO)에서는 다음해에 유행할 인플루엔자 바이러스를 미리 예상한다. 그리고 그 중 제일 가능성이 크다고 생각되는 세 가지 종류의 바이러스를 선별해내고 이를 각각의 계란에 접종해 배양시켜 백신을 만들어낸다. 이 과정을 매년 반복하게 되는데 독감 예방접종을 하는 사람들은 매년 새롭게 만들어져 나오는 백신을 해마다 접종하게 된다. 또한 인플루엔자 바이러스는 변신에 능하기 때문에 백신을 접종했다 하더라도 모태가 된 세 종류의 바이러스와 판이한 바이러스가 나돌게 되면 그 해의 예방접종은 공수표가 되고 고스란히 계절독감을 앓게 된다. 예방주사를 맞았는데 독감을 앓았다는 사람들이 나오는 것도 인플루엔자 바이러스의 현란한 변신력에 기인한다.

신종플루 백신이 계절독감 백신과 다른 점은 실체를 알지 못하고 만들어진 계절독감 백신에 비해 그 모습을 정확하게 보고 만들어진 백신이라는 점이다. 따라서 예방접종으로 항체가 생겨나면 신종플루 바이러스를 무력화시킬 수 있다. 계절독감 백신이 허공을 보고 쏘아 올리는 대공포라면 지금 만들어져 나오는 신종플루 백신은 목표를 정확하게 타격할 수 있는 크루즈 미사일이라고 할 수 있다.

신종플루 백신은 바이러스의 헤마글루티닌을 타깃으로 한다. 신종플루 바이러스의 헤마글루티닌을 항원으로 이용해 이를 무력화시킬 수 있는 항체를 사람의 몸이 만들어 내게 하는 것이다. 헤마글루티닌은 바이러스가 사람의 세포 속으로 들어올 때 그 입구를 여는데 쓰이는 열쇠다. 백신 접종을 통해 여기에 대한 항체가 만들어지면 인체는 신종플루가 호흡기 점막세포로 들어오는 것을 막을 수 있다. 열쇠구멍을 막아버리는 것에 비유할 수 있는데 이렇게 해서 바이러스가 들어서지 못하게 출입문을 차단하는 효과를 나타내는 것이다.

신종플루 백신에 대한 우려도 존재하고 있다. 이는 1976년 미국에서 일어났던 돼지독감 이야기에서 비롯된다. 1976년 미국 뉴저지 주의 포트 딕스에서 돼지독감이 번져가며 한 명이 세상을 떠났다. 여기에 민감하게 반응한 미국의 포드 대통령은 전 국민들에게 예방접종을 받도록 했다. 그가 이런 조치를 취한 것은 1918~1919년에 무섭게 번져가며 50만 명의 미국인이 사망하고 전 세계적으로 2천만 명 이상의 생명을 앗아간 스페인 독감에 대한 두려운 기억 때문이었다. 포드 정부의 진두지휘하에 미국인 4천 5백만 명이 예방접종을 했는데 이중 500명이 길랭 바레 증후군이라는 신경계 부작용을 나타냈고 25명이 사망했다. 반면 돼지독감으로 인한 희생자는 처음 한 명을 제외하고는 더 이상 발생하지 않았고, 돼지독감도 뉴저지 주의 포트 딕스를 벗어나지 않았다.

이 사건을 떠올리며 예방접종의 위험성을 이야기하는 사람들이 있다. 기존 예방백신들에 보존제로 섞여들어가며 자폐증과 같은 신경계 부작용 논란을 불러일으켰던 수은, 알루미늄과 같은 중금속, 그리고 항원보강제로 쓰였던 스쿠알렌의 부작용 가능성도 이야기 되고 있다. 짧은 시간에 급하게 만들어진 모습이 1976년과 닮아 있어 예방접종을 우려하는 사람들도 있다. 하지만 지금 우리가 가진 것이 없다. 백신에 대한 충분한 임상실험이 이루어지지 않았고 안전성 또한 논란의 여지가 있지만 예방백신은 지금 이 순간 의학이 제시할 수 있는 최선이라고 해도 무리가 없다. 우리나라 사람들에게 투여되는 신종플루 백신에 보존제로 수은이 함유되지 않고 스쿠알렌 같은 항원보강제도 쓰이지 않기를 바라면서 나는 예방백신의 접종을 권유한다.

건강한 성인남녀가 어느 날 갑자기 플루로 세상을 떠난다는 것은 계절독감에서는 있을 수 없는 일이다. 우리는 지금 실체를 제대로 알지 못하는 미지수 앞에 서 있고 이를 풀어내는 첫걸음은 백신이다. 백신이 급한 불을 꺼주는 역할을 하고 있다고 보면 된다. 이제 우리는 신종플루가 지나가고 난 후의 후폭풍에 대비해야 한다. 여기에 대비하지 않으면 세상은 또 한 번 격랑에 휘말리게 된다. 인플루엔자 바이러스의 변신은 필연이고 신종플루도 예외일수 없는 인플루엔자 바이러스의 하나다.

어느 독감 바이러스에나 공통적으로 나타나는 유전자 변이가 신종플루에 나타나기 시작해 병원성이 커지고 조류독감처럼 강한 하기도 감염을 불러오게 되면 세상은 수많은 사람들의 희생을 치러내야 한다. 이제 우리는 신종플루의 후폭풍, 유전자 변이를 거듭해 타미플루가 듣지 않고 강한 하기도 감염을 유발하는 변종플루의 출현에 대비해야 한다.

변종플루,
신종플루의 무서운 후폭풍

신종플루가 거세게 세상을 몰아치고 있지만 정말 걱정해야 할 것은 신종플루가 거쳐 간 뒤의 후폭풍이다. 인플루엔자 바이러스는 유전자 변이를 거듭한다. 우리들이 매년 계절 독감 바이러스 예방주사를 맞아야 하고 학계가 그 다음 해에 유행할 바이러스를 예상하고 매년 다른 예방백신을 만들어내는 것도 인플루엔자 바이러스에 필연이라고 해도 과언이 아닌 유전자 변이 때문이다.

우리나라는 애써 돼지독감이라는 말을 뒤로 물리고 신종플루라는 말을 썼지만 신종플루의 유전자에는 사람의 유전자와 조류의 유전자, 그리고 돼지의 유전자가 섞여 들어가 있다. 조류 인플루엔자 바이러스와 사람 인플루엔자 바이러스를 넘겨받은 돼지의 몸속에서 거듭 유전자 변이를 거친 바이러스가 인간의 몸속으로 옮겨져 새로운 변이 인플루엔자 바이러스가 탄생하게 되었는데 이것이 바로 지금 몰아치고 있는 신종플루다. 다행히 조류독감의 면모는 탈색되고 유전자 흔적만이 남아있어서 많은 사람들을 감염시키지만 죽음으로 몰아가지는 않고 있다. 조류독감의 특징인 강한 하기도 감염이 그대로 유지되었다면 세상은 지금 무서운 전염병의 창궐을 만나고 있었을 것이다.

이러한 신종플루의 출현에 세상은 당황하며 타미플루라는 항바이러스제를 전가의 보도처럼 휘두르고 있다. 이렇게 칼을 휘두르다 보면 칼날은 무뎌진다. 타미플루에 내성을 가진 바이러스가 생겨난다는 이야기다. 그래도 타미플루가 듣지 않는 신종바이러스는 신종플루의 부분적 변이라 세상을 공황상태로 만들 만큼의 파괴력을 갖지는 않겠지만 신종플루에 조류독감 바이러스의 강한 병원성이 더해진다면 문제는 심각해진다.

애써 언론과 학계가 거론하지 않고 있어서일 뿐, 지금 이 순간 제일 두려운 것은 신종플루의 유전자 변이다. 신종플루 바이러스의 유전자 변이는 필연이다. 언제 어떤 형태로의 유전자 변이가 나타날 것인가가 미지수일 뿐 변이한다는 사실은 필연이다. 10여 년이 흐른 후일 수도 있고 내년일 수도 있고 더 긴 세월이 흐른 뒤에 나타날 수도 있지만 신종플루도 인플루엔자 바이러스인 이상 쉽게 유전자 변이를 하게 된다.

전문의 시험을 준비하며 바이러스학을 공부하고 있던 시절, "조류독감 바이러스가 돼지에게로 옮겨져 갔다. 지금은 유전자 변이를 일으킨 돼지독감이 돼지에 머무르고 있어서 문제가 없다. 하지만 이 변이 바이러스가 인간에게로 옮겨지는 날에는……" 강의를 하던 교수는 더 이상

말을 잊지 못하고 "오우 마이……." 하며 끝을 맺었다. 그것이 현실로 나타났다. 이제 만약 신종플루의 유전자가 조류독감의 유전자와 섞여 들어가며 변종을 만들어내면, 그야말로 '오우 마이 갓' 이라는 말을 덧붙일 수밖에 없는 시나리오가 된다.

세상은 여기에 대비해야 한다. 신종플루에 대처하는 것과 같은 대처법으로 의학이 땜질하듯 구멍을 메우고 예방백신으로 무마하고 나간다면 그 다음에 터져나가는 구멍은 땜질로도 막을 수 없다. 그때에도 손 씻고 사람 많이 모이는데 가지 말라고 이야기한다면 어떤 호소력을 가질 것인가? 병원성이 강한 바이러스가 나타나 퍼져나간다면 지금처럼 예방백신을 만들어낼 시간적 여유도 없다. 신종플루가 세상에 내어준 시간, 그렇게 예방백신을 만들어낼 시간을 변종플루는 주지 않는다.

이제 의학은 솔직히 손에 든 것이 없다는 것을 인정해야 한다. 그리고 의학이 이제껏 들여다보지 않았던 면역력 항진이라는 부분도 들여다보고 연구해야 한다. 신 물질로 면역력을 억제하는 약들만 즐비하게 개발하고 있어서는 안 된다. 면역력을 항진하는 약들, 자연물로 만들어야 할 그 약들은 개발해낼 생각을 하지 않았던 지난날들을 겸허하게 돌아보고 진정 세상을 위하고 환자들을 위하는 길이 어떤 길인지를 둘러보아야 한다. 바이러스 질환을 이겨내는 데는 면역력의 항진이 필요하다는 너무나도 평범한 진리를 외면한 의학의 과오가 부메랑이 되어 돌아왔다. 더 이상 자본에 휘둘리지 말고 의학을 세워나가야 한다.

신종플루 예방을 위한 분말 비타민 C 복용법

신종플루에 대처하기 위해서는 비타민 C 분말을 이용한 고용량 비타민 C 요법이 필수다. 비타민 C를 고용량으로 복용할 때 가장 주의해야 할 사항은 자신에게 적절한 1회 투여량과 하루 투여량을 잘 찾아가야 한다는 점이다. 비타민 C를 잘 이해하고 있는 클리닉이 있다면 복약지도를 받는 것이 좋겠지만, 아직 한국에서는 찾아보기 힘든 터라 이 책의 내용을 잘 익히고 이해한 후 비타민 C 고용량 복용을 시도해야 한다. 그러지 않으면 불필요한 부작용과 만족스럽지 못한 비타민 C의 효과를 체험할 수도 있기 때문이다.

먼저 적절한 1회 투여량을 찾아가는 법을 소개한다. 자신의 몸이 받아들일 수 있는 적절한 용량의 비타민 C를 넘어서면 설사가 유발된다. 설사를 유발하지 않는 최대용량이 자기 자신에게 적절한 비타민 C 용량이다. 속이 쓰리다는 사람들도 있는데 속이 쓰린 현상은 비타민 C 용량의 문제가 아니라 아스코르빈 산의 형태의 비타민 C에 내재된 산기를 몸이 잘 견뎌내지 못하기 때문이다. 이러한 속쓰림은 식후에 곧바로 충분한 양의 물과 함께 비타민 C를 복용하면 방지할 수 있는데, 처음 자신에게 적절한 용량의 비타민 C를 찾아갈 때에는 반드시 식후에만 비타민 C를 복용한다는 원칙을 세우면 된다. 이렇게 해도 속이 쓰리다면, 그런 사람들은 비타민 C의 산기를 없앤 아스코베이트 나트륨 형태의 비타민 C를 사용하는 것이 좋다.

대부분의 성인은 1회 투여량 3~4g의 비타민 C 분말을 잘 받아낸다. 따라서 성인이라면 2~4g 수준에서 비타민 C 1회 투여량을 시작하면 된다. 아이들은 1회 투여량을 1~3g 사이로 정하고 투여하면 된다.

아이들이 비타민 C 분말을 복용하기 힘들다고 하면 비타민 C 분말을 오렌지 주스나 음료수에 녹여마시게 하면 된다. 일일이 용량 측정이 번거로우면 하루 분량의 비타민 C를 고농도로 물에 녹여 냉장고에 넣어두고 일정 분량을 덜어내 오렌지 주스나 음료수에 섞어마시게 하면 된다. 예를 들면 10g의 비타민 C를 100ml의 물에 녹인 후 10ml를 덜어내 주스에 타주면 1g이 되고 20ml를 덜어내 타주면 2g이 된다. 이렇게 용액으로 만든 비타민 C는 하루 분량만 만들어 냉장고에 두고 사용해야 한다. 그 다음날 전날의 비타민 C 용액이 남았다고 다시 사용해서는 안 된다.

1회 복용량을 정한 후에 저녁 식사 후에 3g, 그런 다음 아침 · 저녁 식사 후에 3g, 아침 · 점심 · 저녁 식사 후에 3g으로 용량을 올려간다. 이와 더불어 신종플루에 노출되었거나 세절독감, 감기 등의 증상이 나타날 때에는 평소의 투여량 보다 더 많은 용량의 비타민 C를 투여해도 설사가 나타나지 않는다. 몸이 필요로 하는 1회 투여량도 증가하고 하루 투여량 역시 증가하기 때문이다. 복용법은 다음과 같다.

1. 비타민 C 분말과 한 컵 정도의 물을 준비한다.
2. 물을 입속에 한 모금 머금은 후 비타민 C 분말을 투여한다.
3. 입 속에 비타민 C 분말을 머금고 있지 말고 바로 삼킨 후, 컵에 남은 물을 모두 마셔서 잔류하는 비타민 C 분말이 입 속에 없도록 한다.

비타민 C 분말은 우리나라에 2g, 3g의 소포장 1회용 패키지로 나와 있는 제품들이 있고, 소포장으로 나누지 않고 100g 이상을 담아서 판매하는 제재들도 있다. 개별 포장이 되어있지 않은 비타민 C 분말은 소형 저울을 이용해 그 용량을 측정해 내어도 되고 1회용 플라스틱 숟가락에 한 숟가락을 넘치지 않게 평평하게 담아내면 대략 4g 정도가 된다는 것을 염두에 두고 용량 계산을 해도 된다. 한 번에 일정량을 담아내는 용기를 함께 주는 제품도 있다.

비타민 C를 물속에 녹여 마시면 어떤지를 물어오는 사람들이 있는데 그렇게 하면 그 강한 신맛 때문에 복용하기가 어려워진다. 신맛에 익숙한 사람들은 물에 녹여 마시기도 하는데 오렌지 주스나 음료수에 녹여 마시는 것이 더 복용하기 쉬운 방법이다.

이렇게 비타민 C를 녹여서 마실 때 한 가지 주의할 점은 비타민 C를 고용량으로 녹인 물은 가급적이면 입 속에 오랫동안 머금지 않도록 해야 한다는 것이다. 비타민 C 용액을 오랫동안 머금으면 비타민 C의 산기가 치아의 에나멜 층을 파괴하기 때문에 바로 마시도록 해야 한다. 고용량의 비타민 C를 오랫동안 오렌지 주스에 녹여 마시는 사람들 중에는 치아가 민감해지는 경우가 있는데 이럴 때에는 녹여 마시는 방법을 피하고 분말을 그대로 물과 함께 마시거나 분말을 캡슐에 담아낸 캡슐 제재를 사용하면 치아의 민감도가 원상회복된다.

리독스(Redox), 그 음양의 미학

1993년 여름, 나는 이민 가방 두 개를 밀고 미국으로 왔다. 돌아갈 때는 병상에서 신음하는 환자들을 세울 새로운 의학을 가지고 돌아가겠다는 다짐을 하면서 유학생활을 시작했다. 동양의학과 서양의학의 갈래에서 고민하던 나는 동양의학의 철학과 서양의학의 과학은 서로 교통할 수 있다는 생각을 하게 되었고 이러한 생각은 시험관을 잡을 때나 동물실험을 하던 순간이나 환자들을 대할 때나 어느 한 순간도 내 머릿속을 떠나지 않았다.

동서의학이 모두 손을 든 난치병으로 투병하고 있던 나는, 사람을 바라보고 전체를 바라보는 동양의학의 시각과 세포를 바라보고 부분을 조명해 들어가는 서양의학의 시각이 함께 하면 세상에 존재하는 수많은 난치병 치료의 실마리를 찾아갈 수 있으리라고 생각했다. 그러한 나의 생각은 그 시절의 생각들을 적어 1997년 출간했던 《히포크라테스의 번민》이라는 내 책에도 잘 나타나 있다. 그 책의 뒤표지에는 동서의학의 연결고리를 만들어 내겠다는 나의 다짐이 선명하게 적혀있다.

나는 그 다짐에 충실했고 미국으로 건너온 지난 16년의 세월 동안 과학과 의학을 공부하고 환자들과 의사들의 소리를 들으며 나의 의학을 만들어갔다. 이제 나는 내가 추구했던 것들을 찾았고 내가 찾은 의학을 세상으로 돌려보내 환자들을 세워야 한다는 생각을 하게 되었다.

음양으로 대변되는 동양의학의 철학을 나는 서양의학의 리독스라는 과학으로 받아내었다. 리독스(redox)라는 말은 환원을 뜻하는 리덕션(reduction)에서 red 세 글자를 가져오고 산화를 뜻하는 옥시데이션(oxidation)에서 ox 두 글자를 가져와 만든 말이다. 리독스는 사람 몸 속의 세포가 산화와 환원으로 이어지는 연속선상의 어느 즈음에 위치하고 있는지를 알려주는 세포 내 음양의 위치라고 풀어볼 수도 있다.

내가 찾은 리독스 의학은 머지않은 시간 안에 커다란 공감대를 형성하며 의학의 전면으로 부상할 의학이다. 나는 이 리독스 의학에 강한 자신감을 가지고 있고 선후배 의료인들에게 10여 년이 넘는 세월을 강조해오고 있다. 무슨 말인지 감을 잡지 못하던 사람들도 이제 나의 이야기를 조금씩 이해하기 시작했고 내가 더 적극적으로 나서서 이들을 교육한다면 나의 의학이 환자들에게 돌아갈 날도 그리 머지않았다는 생각을 하게 된다.

리독스 의학을 이해하면 내가 왜 이토록 강하게 바이러스 질환에 비타민 C를 비롯한 여러 자연물들이 예방 치료제로 쓰일 수 있다고 얘기하는지를 알 수 있게 된다.

동양의학의 음양철학을 세포로 가지고 들어와 살펴보면 세포 속에도 음양이 있다는 것을 알게 된다. 세포 안은 산화제와 항산화제라 불리는 환원제가 어우러지며 음양의 조화를 이루고 있는데, 세포는 발생 과정, 자극의 유무, 손상의 여부에 따라 음양을 오가며 변화한다. 음기운이 넘치면 차분히 안정되고, 세포분열을 하거나 세포 손상이 생기면 양기운이 넘쳐나 세포 속이 전쟁터가 된다.

암세포는 양의 기운이 넘쳐 미쳐버린 세포이고 세포 내의 리독스도 양의 상태인 산화로 치우쳐있다. 바이러스가 들어선 세포 속 역시 음이 양으로 전환되며 전쟁터가 되는데, 음기운이 빠르게 소실되며 세포 속이 양기운으로 뜨겁게 달아올라 리독스가 산화 상태로 기울어지게 된다. 산화 상태로 기울어버린 세포 속은 바이러스에게 천국과도 같다. 세포 속 곳곳을 자기 집처럼 사용하고 세포 내의 먹을거리를 모조리 가져간 후 숙주세포를 무너뜨리고 다른 세포로 옮겨간다.

리독스 의학으로 바이러스의 증식을 억제할 수 있다는 이야기는 양기운이 넘쳐 산화상태로 치우치며 불이 난 세포 속을 소방차를 불러와 진화하면 바이러스가 더 이상 증식하지 못한다는 이야기다. 세포 내의 리독스가 환원상태로 기울면 바이러스는 더 이상 불을 질러대지 못한다. 바이러스를 죽이지 않고도 바이러스를 이겨낼 수 있는 원리가 내가 주장하는 리독스 의학에 있다.

그 동안 서양의학은 필드의 개념이 없었다. 자석을 예로 들어보자. 철

가루를 한 움큼 뿌려놓고 거기에 자석을 한번 놓아보자. 철가루는 자기장의 존재를 알려주며 자석주위로 정렬한다. 눈에 보이지는 않지만 철가루의 모습을 통해 우리는 필드를 느낄 수 있는 것이다. 서양의학은 그동안 눈에 보이는 것만을 좇으며 죽이고 막아서는 의학으로 발전해왔다. 이제 주류의학은 잘라내고 막아서는 안티의학의 한계를 인정하고, 채워주고 안아주는 프로의학을 받아들여야 한다.

세포 내의 음양을 조절해 리독스를 조절하고 세포 내의 건강을 유지하는 가장 중요한 물질들이 비타민 C와 글루타치온(glutathione)이다. 10년 전 한국에 비타민 C 이야기를 전하면서 내 머릿속에는 리독스 의학을 전할 설계도가 그려져 있었다. 비타민 C 이야기를 한국의 의학이 받아들이면 글루타치온을 전하고 그 후에 리독스 이야기를 전하면 하병근의 의학을 한국이 받아들일 수 있으리라 생각했다. 하지만 한국의 비타민 C 이야기는 유아기에서 정체되었다. 발전이 없었다. 글루타치온 이야기를 들고 들어갈 준비가 되지 않았다.

이제 더 이상 기다릴 시간도 없고 이 책을 계기로 비타민 C 의학이 제대로 서고 글루타치온에 대한 공감대가 형성되어 내가 나의 의학을 펼쳐나갈 수 있는 토양이 마련되었으면 좋겠다. 나를 위해서도 아니고 의학을 위해서도 아니다. 지금 나와 같이 고통으로 하루를 시작하고 고통속에 잠자리에 드는 수많은 난치병 환자들을 위해서다.

비타민 C와 글루타치온이 바이러스의 증식을 억제한다

바이러스 질환에 효과적으로 대처하기 위해서는 세포 내의 리독스 조절을 통해 바이러스 증식을 억제해야 한다. 사람의 세포 내에 고농도로 존재하며 리독스 조절을 담당하는 물질들 중 대표적인 두 가지가 비타민 C와 글루타치온이다. 이 둘은 밀리 몰 농도에 달하는 대단히 많은 양이 세포 내에 존재하는데, 세포 내 어느 곳에서든 불이 나면 달려가 불을 끄는 소방수의 역할을 한다. 바이러스가 증식하며 불러일으키는 화재도, 유독한 화학물질이 세포 내로 스며들어 불러일으키는 불꽃도, 발암물질이 세포를 자극하며 유전자 변이를 초래하려 할 때 생겨나는 불도 어김없이 달려들어 진화한다. 그리고 유해물질들을 무해하게 처리해 배출하는 역할도 한다.

비타민 C는 우리 몸이 스스로 만들어내지 못하는 반면, 글루타치온은 우리 몸이 스스로 만들어낸다. 이렇게 우리가 섭취하는 음식물로부터 들어오는 비타민 C와 우리 몸이 직접 만들어내는 글루타치온이 합력하여 세포 내의 평화를 유지하게 된다. 그런데 외부로부터 섭취하는 비타민 C의 양이 줄어들거나 우리 몸에서 만들어내는 글루타치온의 양이 감소하면 여러 가지 질환에 빠져들 가능성이 커진다. 불이 나도 불을 끄러 갈 소방차가 몇 대 없고 소방차에 실린 소방용수도 그 양이 충분하지 못하기 때문이다.

일단 병적인 상황이 초래되어 세포 내에 불꽃이 튀고 이 불꽃이 퍼지기 시작하면 세포 내의 비타민 C와 글루타치온은 빠르게 소실된다. 바이러스가 세포 내로 들어와 증식을 시작하면 이를 막아서기 위해 비타민 C와 글루타치온이 소모되는데 이를 채워주지 않으면 세포 속은 바이러스가 불러일으키는 화염에 휩싸이기 시작해 화염을 잡을 소방용수의 고갈과 함께 바이러스가 무한 복제를 시작한다. 결국 불은 세포를 다 태워버리고 옆집으로 옮아붙는다. 이것이 바로 바이러스가 숙주세포를 터뜨리고 나오는 과정이고 이 과정을 차단하고 바이러스의 전이를 막기 위해 투여되는 것이 바이러스 전이 방지제 타미플루다. 타미플루가 48시간이라는 짧은 약효를 나타낼 수밖에 없는 이유도 불이 들불처럼 번져나가면 쉽게 잡아낼 수 없기 때문이다.

서양의학은 예방주사를 통해 불꽃이 날아드는 것을 막으려한다. 그리고 불이 나 초가삼간이 다 탄 후 이웃으로 불길이 옮겨 붙으려는 것을 막아서려 막대한 자본을 투여해 타미플루를 퍼붓고 있다. 그런데 정작 타들어가는 초가삼간은 지켜보고만 서있다. 아무리 초가삼간의 불을 끄라고 이야기해도 알아듣지를 못한다. 타미플루에 쏟아 붓는 막대한 자본의 만분의 일만 투자해도 불을 끌 소방차를 불러올 수 있는데 끝내 외면하는 의학이 아쉽다.

비타민 C와 글루타치온의 양을 상승시켜 불을 끄면 바이러스가 잡힌다고 이야기해도 거들떠 보지 않는다. 이것이 내가 주장하는 리독스 의학이고 자본이 이끄는 주류의학이 그토록 외면하고 있는 자연의학이다.

비타민 C는 이 책에 소개한 비타민 C 요법을 그대로 실천하면 무리 없이 시행할 수 있다. 문제는 세포 내 글루타치온의 양을 상승시키는 것이다. 글루타치온은 먹는 방식으로는 제대로 흡수가 되지 않는다. 글루타치온 주사제도 존재하지만 아직 우리나라에 보편화되지 않았다.

글루타치온의 세포 내 농도를 빠른 시간 안에 상승시키는데 제일 효과적인 방법은 엔 아세틸 시스테인〔N-acetyl cysteine (NAC)〕을 이용하는 방법이다. NAC을 복용하면 빠르게 흡수되어 체내에서 글루타치온을 생성해 내기도 하고 불을 끄고 산화된 글루타치온을 다시 원상회복시키기도 한다. 그 자신이 스스로 소방용수의 역할도 하고 있어서 바이러스 질환을 대처하는 데에는 더할 나위 없이 좋은 물질이다.

한 가지 주의해야 할 점은 NAC이 공기 중에서 대단히 쉽게 산화되고 변질된다는 것이다. 비타민 C 보다 훨씬 더 산화환원 반응에 민감해 그 제재 선택이 쉽지 않다. 어떤 사람은 시중의 건강 식품점에 나와 있는 NAC을 쓰레기라고까지 표현할 정도로 시중에 나와 있는 NAC 제재들은 믿을 것이 못 된다. 제대로 된 효과를 기대하려면 약리 작용을 나타낼 수 있는 고품질의 제재를 사용해야 하는데, 개별 포장이 되어 있고 빛으로부터 NAC 제재가 차단되어 있는 것을 사용해야 한다. 이것이 여의치 않으면 병원에서 사용하는 NAC 주사제를 이용하는 것도 한 방법이다.

흔히들 NAC을 단순한 객담 용해제로 잘못 알고 있는 경우가 많다. NAC은 객담을 용해하는 능력이 있어서 호흡기 환자들의 객담 배출을 돕기도 하지만 강력한 항산화 작용을 나타내는 항산화제이자 글루타치온 전구물질이기도 하다. 만성 호흡기 질환 환자들은 신종플루 예방 요법으로 반드시 NAC 요법과 비타민 C 요법을 병행해야 한다. 그리고 기침을 심하게 하는 사람들이나 바이러스 질환에 감염된 사람들 역시 NAC 요법을 시행해야 한다. NAC 용량은 900mg을 하루 2번 투여해도 되고, 600mg을 하루 세 번 투여해도 된다. 신종플루에 감염되어 심한 기침을 하고 있다면, 900mg의 NAC을 하루 7차례까지 투여해도 된다.

다시 한 번 강조하지만 지금 이 순간 바이러스 질환에 대한 최선의 예방책은 비타민 C와 NAC 요법을 병행하는 것이다.

타미플루가 듣지 않는 환자를 위한 비타민 C 정맥 주사법

신종플루가 번져나가면서 한국으로부터 전화를 자주 받는다. 아이가 신종플루에 걸렸다고 전화하는 사람들도 있고, 대책 없는 한국의 상황과 불안한 심정을 이야기하면서 예방법을 물어오는 사람들도 있고, 북새통이 되어버린 병원의 난상을 이야기하는 친구들도 있다. 호흡기 관련 난치병을 짊어지고 사는 나를 걱정해서 신종플루를 조심하라는 전화를 받기도 한다.

의료사고 후 부서진 내 폐 속에는 신종플루나 다른 독감 바이러스를 받아낼 만한 여력이 없다. 나는 고위험군 중에서도 최상위의 고위험군에 속하는 환자군이다. 내가 나의 길을 걸어 여기까지 오지 않았다면 지금쯤 신종플루 바이러스에 의해 무장해제 되다시피 한 의학을 바라보면서 걱정하고 있었을 지도 모를 일이다.

아이가 열이 나고 배가 아파 병원으로 갔다고 했다. CT 촬영 후 맹장

염이라는 진단 하에 수술을 했다. 발열 증상을 보인 후 실시한 간이 신종플루 검사에서 음성을 보여 일반 병실에서 회복 중이었는데 3일 후 나온 확진 검사 결과에서 양성으로 나와 아이는 격리되어 신종플루 환자 병동으로 옮겨졌다고 했다. 기침을 하느냐고 물었다. 아이는 수술 후 복통도 사라졌고 열도 나지 않고 기침도 하지 않는다고 했다. 아무런 이상이 없다고 했다. 그런데 옮겨진 4인실의 격리병실에 있는 다른 환자들이 심하게 기침을 하고 있다며 내게 하소연을 했다. 보호자인 자신이 옮을 것 같은데 어떡하면 좋으냐는 물음과 자신의 아이는 괜찮은 것이냐고 물었다.

격리병동에서 어떤 치료법이 행해지고 있을 지 잘 알고 있는 나로서는 무어라고 위로의 말을 건넬 수도 없을 만큼 허전했다. 발열 후 48시간 내에 타미플루를 처방하는 것이 최선이라면서 신종플루 확진을 3일 후에 냈다. 그리고 아이의 증상이 사라졌는데 격리병동의 중증 환자들과 함께 수용했다. 이런 상황에서 어떤 치료법이 있을 수 있을까. 타미플루의 사정권에서도 벗어나 있는 아이. 바이러스 질환을 앞에 두고 어쩔 줄을 몰라 하는 의학의 단상.

신종플루에 감염되어 타미플루에도 증상이 호전되지 않는 환자들에게는 비타민 C 정맥 투여가 즉각적으로 시행되어야 한다. 하루 10g의 아스코베이트 나트륨 형태의 비타민 C주사액을 링거액에 혼합해 정맥 투여하는 것을 시작으로 분말 형태의 비타민 C를 경구 투여하고 NAC을 복용하게 해야 한다. 정맥 주사에 대한 환자의 반응을 살펴가며 용량을 증량하고 증상의 호전이 나타나기 시작하면 용량도 적절히 내리면 된다.

내가 한국에 비타민 C 정맥 주사법을 소개하고 그 제재들을 알린 후 한국의 제약회사들도 고용량의 비타민 C 주사액을 만들어내기 시작했다. 25g 용량의 미국 메리트 사 비타민 C 주사액을 참고해 만든 10g의 비타민 C 주사액이 시중에 나와 있다.

병원과 클리닉들은 비타민 C 주사액을 아래의 도표를 참고해 수액과 혼합해 신종플루 환자들에게 정맥 투여해야 한다. 그래야 타미플루에 반응하지 않고 죽음으로 치닫는 신종플루 환자들을 살려낼 수 있다.

비타민C 양 (g)	링거락테이트액을 이용한 비타민C 정맥 주사액 최종 용량			
	250ml	500ml	750ml	1000ml
1	336	318	312	309
15	843	573	481	436
30	1,386	843	662	572
60	2,472	1,386	1,024	843
75	3,015	1,658	1,205	979
100	3,920	2,110	1,507	1,205

비타민C 양 (g)	주사용 증류수액을 이용한 비타민C 정맥 주사액 최종 용량			
	250ml	500ml	750ml	1000ml
1	39	19	13	10
15	579	290	193	145
30	1,158	579	386	290
60	2,316	1,158	772	579
75	2,895	1,448	965	724
100	3,860	1,930	1,287	965

도표에 나와 있는 숫자는 밀리오스몰 농도(mOsm)를 표시한다. 혈액의 오스몰 농도인 300mOsm에서 시작해 1200mOsm까지의 비타민 C 수액을 정맥 투여할 수 있는데 도표의 굵은 글씨로 쓰인 부분이 이에 해당하는 농도이다. 이를 참고로 비타민 C 정맥 주사액과 수액을 혼합하면 된다. 이 기준표는 〈리오단 연구소〉에서 암환자의 치료에 사용했던 비타민 C 주사액 혼합법이다.

고용량의 비타민 C를 정맥투여하면 혈액 내의 칼슘이 킬레이트 되어 칼슘 농도 저하로 인한 입술과 손발의 떨림이 나타날 수 있는데, 이때에는 정맥투여 속도를 늦추고 칼슘 글루코네이트 주사액을 주사하거나 텀스와 같은 칼슘 제재를 복용하게 하면 된다.

G6PD 효소 결핍 환자들과 소변 배출이 원활하지 못한 환자들 그리고 신장기능이 저하되어 있는 환자들에게는 비타민 C 정맥투여를 하지 않는 것이 좋다.

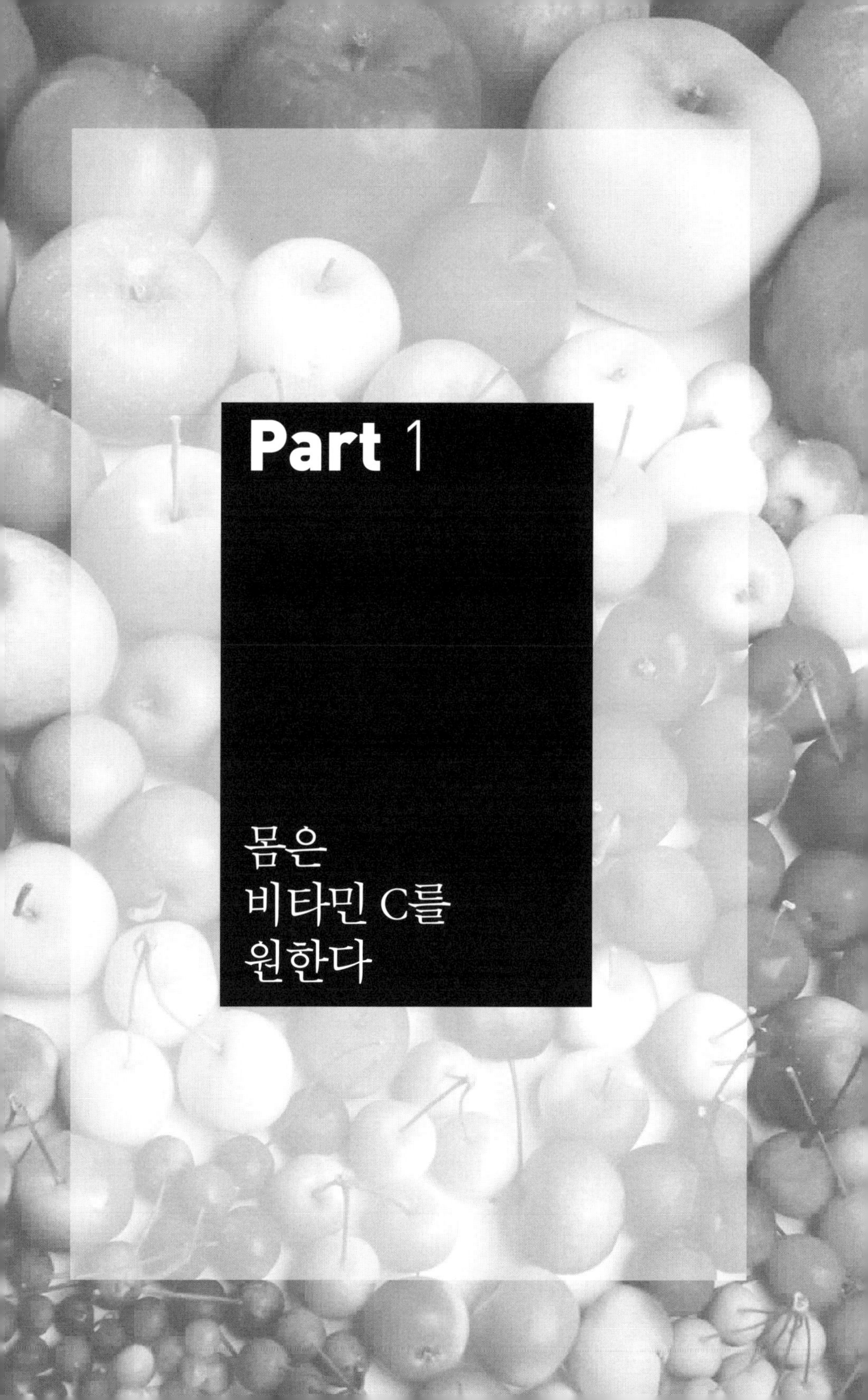

Part 1

몸은 비타민 C를 원한다

비타민이란 무엇인가

비타민이라는 말이 처음으로 만들어진 것은 1911년의 일이다. 영국 런던의 래스터 연구소에서 일하던 폴란드계 유태인 생화학자 카시미르 펑크(Casimir Funk)가 비둘기의 각기병을 예방하는 성분을 쌀겨로부터 분리해내고 이를 비타민(vitamine)이라 부르면서 비타민의 역사가 시작되었다.

그는 이 물질과 다른 유사한 물질들을 생체 내에 꼭 필요한 필수 아민(vital amine)이라 생각해 비타민이라는 말을 만들었고, 이후 1920년에 이르러 모든 비타민들이 다 아민은 아니라는 사실이 알려지면서 알파벳 마지막 e를 덜어낸 비타민(vitamin)이라는 말이 탄생하게 되었다.

1913년에 미국의 맥컬럼(E. V. McCollum)은 정상적인 성장을 위해 꼭 필요한 물질들이 특정 지방에 섞여 있다는 것을 밝혀내면서 이를 지용성 A라 불렀는데, 이후 밀과 계란 노른자의 수분 추출물 속에도 필수 요소가 들어있다는 것을 밝혀내면서 이를 수용성 B라고 명명했다.

1918년에는 영국의 에드워드 멜란비(Edward Mellanby)가 구루병에 걸린 강아지들에게 생선간유(cod liver oil) 형태의 지용성 A를 먹이자 이들이 완치된다. 이를 바탕으로 그는 지용성 A 안에 구루병을 막아주는 물질과 정상적인 성장을 위해 필요한 물질이 함께 들어 있고, 이 둘 사이에는 차이가 있다는 사실을 밝혀냈다. 그는 구루병을 막아주는 물질을 비타민 D라 칭하고 정상적인 성장의 필수 요소를 비타민 A라 이름 붙였다.

한편 비타민 C는 과일과 채소에 함유되어 있는 미지의 괴혈병 예방물질로 여겨지던 수용성 C에 붙은 말이다. 1928년 헝가리의 생화학자 알버트 쉔트 죠오지(Albert Szent-György)는 과일이 공기 중에서 산화되어 갈색으로 변하는 것을 막아주는 물질을 찾다가 비타민 C를 발견하게 된다. 플레밍의 페니실린 발견처럼 비타민 C의 발견 역시 기대하지 않았던 우연의 산물이었다.

쉔트 죠오지가 처음부터 비타민 C를 찾아 나선 것은 아니었다. 공기 중에서 과일의 색이 변하는 것을 막아주는 물질을 찾던 그는, 갈변을 억제하는 물질을 분리해 헥슈로닉 산(hexuronic acid)이라 이름붙이고, 양배추와 헝가리 고추 그리고 동물의 부신으로부터 이 헥슈로닉 산을 다량으로 추출해내기에 이른다.

이후 쉔트 죠오지는 영국 화학자 하워스와의 공동연구로 이 물질의 구조식을 알아내게 되는데, 이 헥슈로닉 산이 괴혈병을 예방하고 치료해내는 물질임을 발견한 뒤, 괴혈병(scurvy)을 예방하는 물질이라는 뜻의 아스코르빈 산(ascorbic acid)이라 명명한다. 이것이 바로 괴혈병을 예방하는 신비의 물질인 수용성 C, 즉 비타민 C이다.

1937년, 쉔트 죠오지는 비타민 C를 발견한 공을 인정받아 노벨상을 받았고, 수백 년을 이어오며 신비의 물질로 잠자고 있던 괴혈병 치료제가 비로소 세상 밖으로 모습을 드러내게 되었다.

비타민 C는 사람의 몸을 지탱하는 필수물질이다

현대인에게 비타민은 어떤 의미일까? 지금부터 비타민이 현대인에게 왜 필요한지, 그 가치와 종류에 대해 알아보자. 앞서 언급한 것과 같이 비타민은 크게 수용성 비타민과 지용성 비타민으로 나누어진다. 수용성 비타민에는 비타민 C와 여러 비타민 B 가족들이 포함된다. 비타민 B의 경우에는 발견 순서에 따라 아라비아 숫자로 번호를 매겨 비타민 B1, B2, B3와 같은 형태로 표기한다.

숫자를 이용해 표기하는 이름에 덧붙여 그 고유의 이름을 함께 사용하기도 하는데, 비타민 B2를 리보플라빈이라고 칭하고 비타민 B5는 판토텐 산, 비타민 B6는 피리독신이라고 부른다. 비타민 B3의 경우에는 나이아신이라 부르는데, 나이아신은 그 본명이 더 많이 알려져 있고 비타민 B3라는 예명은 아직 널리 쓰이지 않는다. 또 한 가지 예외적인 물질로 엽산을 들 수 있는데 비타민 B 가족이지만 엽산은 엽산이라는 본명만으로 언급되고 있다.

비타민 C는 초고용량에서도 인체에 무해한 물질이고, 비타민 B의 경우에도 몇몇 예외적인 경우가 있긴 하지만 고용량에서도 안전하다. 수용성 비타민들이라 체내에 축적되지 않기 때문이다.

지용성 비타민들로는 비타민 A, D, E, K, 베타카로틴 등을 들 수 있는데 고용량에서는 독성을 나타낼 가능성이 있어 적절한 용량을 복용하는데 신경을 써야 하는 비타민들이다.

비타민이라는 말이 처음 생겨났을 때, 사람들은 비타민이 '체내에서 만들어지지 않는 물질로서 적은 양으로 결핍증을 막을 수 있는 인체의 필수요소'로 생각했다. 하지만 현대에 이르러 이러한 비타민의 정의가 바뀌어가고 있다.

비타민 D나 비타민 B3처럼 인체 내에서 만들어지는 비타민들도 발견되었고, 미량으로 결핍증을 예방하는 수동적인 비타민의 의미에서 용량을 높여 질병을 예방하고 치료한다는 적극적인 비타민 개념이 들어서고 있다. 즉, 건강을 유지하기 위한 목적으로 이용하는 비타민의 필요량이 개인마다 다르며, 병적인 상태가 되면 더 많은 양의 비타민이 필요하다는 상대적인 용량 개념이 들어서고 있는 것이다.

비타민과 같은 자연물을 이용해 서양의학의 한계를 넘어서려는 의학을 '자연물 교정 의학(Orthomolecular Medicine)'이라고 부른다. 인체가 만들어 내거나 음식 섭취로 인체 내에 존재하게 되는 자연물들을 통해 만성 질환을 예방하고 잡아나가자는 것이 자연물 교정 의학이 품고 있는 뜻이다.

자연물 교정 의학의 한 단면을 설명하기 위해 인체를 피라미드에 비유해보기로 하자. 피라미드 제일 아래쪽에서 윗부분을 온전하게 받쳐주는 층이 우리가 섭취하는 음식이다. 그리고 그 위에 비타민 C가 있다. 비타민 C는 사람이 섭취하는 음식들 위에 넓게 쌓여서 피라미드를 지지해준다. 그 위에 다시 여러 가지 비타민들이 올려지고, 이를 바탕으로 서양의학의 치료제들이 얹히면서 우리 몸이 질병과 맞서 싸우며 건강하게 유지되는 것이다.

지금 서양의학이 한계에 부딪치고 있는 이유는 화려한 장식으로 피라미드의 윗부분만을 가꾸고 있기 때문이다. 비타민 C와 같은 자연물들이 이루는 하부구조가 탄탄하지 못하면 아무리 꼭대기를 가꾸고 치장해도 결국 피라미드가 무너지게 된다.

이렇듯 자연물 교정 의학은 서양의학이 잊고 지나쳐 온 피라미드의 아랫부분을 다시 돌아보자는 의학이다. 여러 비타민 제재들이 있지만 그 중 가장 기본은 비타민 C다. 비타민 C 없이 다른 비타민 제재들을 이용한다면 이는 서양의학이 지나쳐온 오류를 다시 거슬러 가는 격이 되고 만다. 비타민 C는 자연물 교정 의학의 출발점이다.

동물은 비타민 C를 스스로 만들어낸다

비타민 C를 만들어내지 못하는 사람과 달리, 동물들은 비타민 C를 스스로 만들어낸다. 동물에 따라서는 사람으로 치면 하루 10g이 넘는 비타민 C를 만들어내는 경우도 있는데, 지금부터 어떤 동물들이 비타민 C를 몸속에서 스스로 만들어내는지 알아보기로 하자.

곤충이나 무척추 동물, 그리고 물고기들은 비타민 C를 만들어내지 못한다. 이들은 동물의 진화과정 중에 제일 하위 단계에 해당한다. 이들을 벗어나 상위 동물로 올라오면 사람과 원숭이를 비롯한 영장류와 기니피그 등을 제외한 대부분의 동물들이 비타민 C를 체내에서 만들어낸다. 물속에서 생활하던 생물이 뭍으로 올라오면서 비타민 C가 체내에서 만들어지기 시작하는 것이다. 물고기의 윗 단계로 물속과 땅 위의 생활을 함께하는 개구리 같은 양서류들부터는 스스로 비타민 C를 만들어내는데 이들을 포함해 파충류, 조류에 이르기까지의 동물들이 만들어내는 비타민 C는 모두 콩팥에서 제조된다.

포유동물로 올라오면서 비타민 C를 만들어내는 공장은 콩팥으로부터 간으로 이전된다. 콩팥에서 만들어내는 것만으로는 역부족이라 아예 비타민 C 공장을 규모가 큰 간으로 옮겨버린 것이다. 마찬가지로 조류도 진화 과정 중 상위에 있는 새들은 비타민 C 공장을 간으로 이전한다.

그런데 진화 과정 중 최상위에 있는 영장류로 들어서면 비타민 C 생성능력이 갑자기 사라져 버린다. 조류에서도 최상위에 있는 새들은 비타민 C 생성력을 잃어버리고 만다. 왜 사람을 비롯한 영장류에서 비타민 C 생성력이 사라져 버렸을까? 이에 대한 대답으로 비타민 C 연구의 권위자인 라이너스 폴링(Linus Pauling)은 '영장류로 올라가면서 간에서 해야 할 일들이 너무 많아져 간에서의 비타민 C 생산을 중단하고 자연물로부터 보충하게 되었을 것' 이라고 얘기한다.

비유하자면, 인체 내에 간이라는 공장이 있는데 만들어내야 할 물건들이 산처럼 쌓이고 공장이 쉴 틈 없이 돌아가면서 공장 몇 개를 폐쇄해야 할 상황에 이르자, 외부에서 공급 가능한 비타민 C를 그 대상으로 삼게 된 것이다. 비타민 C 공장을 아예 없애버리고 외부에 하청을 주었다고 할 수 있다. 흔히 말하는 돌연변이가 인류에게 찾아온 셈이다. 풍부한 자연물 섭취로 비타민 C를 충분히 공급받던 옛날에는 이러한 변이가 별 문제를 일으키지 않았다.

그러나 세상이 바뀌고 사회가 산업화 되어가면서 문제가 생겨나기 시작했다. 자연물이 인간으로부터 멀어져 갔기 때문이다. 비타민 C가 사람들로부터 멀리 떨어져 나간 것이다. 반면, 산업화된 현대사회가 가져온 각종 공해들은 사람에게 필요한 비타민 C 양을 가파르게 증가시켰다. 결국 자연물로부터의 비타민 C 섭취는 줄어든 반면, 필요량은 더욱 늘어난 것이다. 이로 인해 인류는 만성 비타민 C 부족증에 빠져들게 되었고 이것이 오래 지속되면서 각종 질병들에 무방비 상태로 노출되어버린 것이다.

비타민 C를 만들어내는 동물들은 주위 환경에 따라 비타민 C 생산량을 조절한다. 이런 동물들이 스트레스 상황에 처하면 비타민 C 생산량이 급격히 증가한다. 염소는 사람으로 치면 하루 2g 정도의 비타민 C를 매일 만들어내는데, 이 염소를 스트레스 환경에 빠뜨리면 하루 10g이 넘는 비타민 C가 간에서 만들어져 나온다. 쥐나 토끼 역시 70kg의 사람으로 계산했을 때, 하루 10g이 넘는 비타민 C를 스트레스 상황 하에서 만들어 낸다. 이렇게 비타민 C 생산량을 늘려서 몸을 보호하는 것이다.

그러나 사람은 어떤가? 사람에게는 동물과 비교할 수 없는 육체적 · 정신적 스트레스가 쏟아진다. 환경은 공해로 범벅이다. 비타민 C가 많이 필요하리라는 것은 너무도 당연한 이치다. 비타민 C를 체내에서 만들어내지 못하는 것은 전 인류에게 공통으로 존재하는 유전병이다. 건강을 지키기 위해서는 비타민 C 보충제를 필수적으로 섭취해야 한다.

비타민 C는 체내에서 어떻게 대사되는가

비타민 C가 체내에서 대사되는 과정을 알아보기 전에 먼저 동물들의 체내에서 비타민 C가 만들어지는 과정부터 살펴보자.

비타민 C를 간에서 스스로 만들어내는 동물의 경우에 비타민 C는 동물이 섭취하거나 체내에 존재하는 포도당(Glucose)으로부터 만들어져 나온다. 이 동물들은 비타민 C 공장을 간에 항시 가동하고 있는데 필요량이 증가하면 간에서 당을 비타민 C로 빠르게 전환시켜 스트레스 상황에 대처하게 된다.

당으로부터 비타민 C가 만들어지기 위해서는 4가지 효소의 순차적인 작용이 필요하며, 이 효소들의 반응을 통해 포도당을 비타민 C로 변신시키게 된다. 그런데 사람에게는 이 4가지 효소 중 제일 마지막에 필요한 4번째 효소인 굴로노락톤 산화제(l-gulonolactone oxidase)가 존재하지 않는다. 사람이 비타민 C를 스스로 만들어내지 못하는 이유는 바로 이

단 한 가지 효소 결핍 때문이다. 비타민 C를 제조하는 회사에서 비타민 C를 인공적으로 합성하는 과정도 이 반응을 그대로 따라간다. 옥수수와 같은 곡물로부터 얻어지는 전분을 화학반응을 통해 포도당으로 분해한 뒤, 이 포도당을 효소들을 이용해 비타민 C로 변환시키는 것이다.

동물의 간에서 만들어진 비타민 C나 외부로부터 사람 몸속으로 들어온 비타민 C는 혈관 속의 혈액을 타고 몸 전체로 퍼져나가게 된다. 비타민 C는 잘 알려진 '항산화' 라는 작용을 통해 몸 곳곳의 방어부대 역할을 하는 것 이외에도 여러 가지 다양한 작용을 한다.

콜라겐을 만드는데 없어서는 안 되는 필수요소의 역할을 하기도 하고, 혈당을 조절해주고, 당뇨병의 합병증을 막아주며, 콜레스테롤 수치 조절에도 도움을 준다. 백혈구를 비롯한 면역세포들의 기능을 항진시켜 바이러스나 세균과의 전쟁에 큰 힘이 되어주고, 호르몬을 비롯한 여러 신경 전달 물질을 만들어내는 데에도 깊숙이 관계되어 있다. 이렇듯 비타민 C는 생명체를 떠받치고 있는 기둥이 되는 물질이다.

하지만 이러한 신비로운 물질인 비타민 C가 의학으로부터 외면당하면서 비타민 C가 왜 이러한 효과를 나타내는지에 대해서 아직 베일에 싸인 부분이 많다. 앞으로 의학이 비타민 C 연구를 제대로 하기 시작한다면 이러한 신비로운 모습들도 자연스럽게 밝혀져 나갈 것이다.

비타민 C는 체내에서 항산화제로서의 임무를 다하면 산화비타민 C(dehydroascorbic acid)로 변한다. 다시 산화비타민 C는 물을 만나 디케토굴로닉산(diketogulonic acid)으로 변하게 되며, 디케토굴로닉산은 다시 라이소닉산(lyxonic acid), 자일로닉산(xylonic acid), 자일로스(xylose), 스레오닉산(threonic acid), 옥살산(oxalic acid) 등으로 분해된다. 이러한 여러 비타민 C의 대사산물이 비타민 C와 함께 존재하면 비타민 C의 효과가 더욱 커진다는 보고도 있다.

옥살산이 대사과정 중에 나타나는 것을 보고 이를 고용량의 비타민 C를 복용할 때 신장 결석이 생길 가능성으로 연결하는 사람들이 있는데, 이는 잘못된 것이다. 비타민 C 대사물 중에 옥살산이 차지하는 비중은 극히 적은 부분일 뿐이며, 고용량의 비타민 C가 들어가도 옥살산이 증가하는 양은 비타민 C 투여량에 정비례하지 않는다.

비타민 C로부터 요산(uric acid)이 만들어진다는 사람들이 있는데, 비타민 C 대사 과정 중에 요산은 나타나지 않는다. 비타민 C의 부작용이라며 통풍 운운하는 사람들이 있고, 신장결석 중에 요산 결석이 비타민 C에 의해 생길 수 있다는 사람들도 있는데 이것도 비타민 C가 요산으로 바뀌어 배출된다고 오해하고 있기 때문이다. 다시 한 번 말하지만, 비타민 C 대사물 가족 중에 요산은 없다.

비타민 C는 바이러스의 체내 침투를 막는다

멕시코에서 처음 발견되어 전 세계적으로 수천 명의 사망자가 발생한 신종플루가 한국에서도 여러 명의 사망자를 내며 급속히 번지는 사건이 발생했다. 그러나 한국 정부는 물론이고 의료선진국이라는 미국 정부 역시 수백 명의 사망자가 발생하는 상황에서도 적극적인 예방대책을 내놓지 못한 채, 고작 손을 자주 씻고 사람들이 많이 모이는 곳에 가지 말라는 고전적인 대책으로 일관했다.

조류독감에 이어 전 세계적으로 나타난 바이러스 전파 현상을 막아서기 위해서는 손을 자주 씻고 혼잡한 곳을 피한다는 소극적 방법에서 벗어나 바이러스 질환을 예방할 수 있는 적극적인 방법을 찾아가야 한다. 신종플루 뿐만 아니라 언제 어떤 바이러스가 다시 이런 사태를 몰고 올지 모를 일이고, 바이러스 질환에 지금처럼 계속 무기력하게 수동적으로 대응한다면 우리나라에서도 아메리카 대륙과 같은 대량 사망 사태가 벌어지지 않으리라는 보장이 없다.

바이러스 질환에 대한 대응 방법 중 최선은 두말할 것도 없이 예방접종이다. 예방백신이 나와 있는 바이러스 질환이라면 이것보다 더 나은 방법은 없다. 하지만 이에 보태어 신종플루와 같은 전파력이 강한 바이러스 질환을 더 강력하게 예방하고 바이러스에 노출되어 질병으로 빠져들어가는 사람들을 안전하게 구해내기 위해서는 원군이 필요하다. 이 원군의 자격요건이 강력한 항바이러스 작용임은 두말할 나위가 없으며, 바로 그 항바이러스 작용을 충실히 하는 물질이 비타민 C다.

그렇다면 비타민 C를 바이러스 질환자들에게 치료제로 사용할 수 있다는 근거는 어디로부터 오는 것일까? 이에 대한 답은 포유동물이 바이러스에 노출되었을 때 보여주는 생체반응을 통해 짚어볼 수 있다. 바이러스가 들어오면 생체는 이 침입자를 물리치기 위해 여러 가지 방어 시스템을 작동하는데, 이때 만들어지는 무기 중 바이러스 격퇴에 큰 역할을 하는 것으로 크게 두 가지를 들 수 있다. 바로 바이러스에 대한 '항체'와 '비타민 C'다.

먼저, 항체는 생체가 바이러스를 감지하고 이를 물리치는 주 무기다. 하지만 이 항체가 만들어져 나오기까지는 시간이 필요하다. 그리고 이 항체를 만들어내는 시간 동안 생체는 병적인 상태로 빠져들게 되는데 이때 바이러스 질환들의 갖가지 증상들이 나타나게 된다. 인체가 바이러스의 번식에 저항하기 위해 만들어내는 면역기능 항진 물질들에 의해 발열 증상이 나타나며, 호흡기 점막 세포들에서 번식하며 퍼져나기는 바이러스로 인해 기침과 객담, 심해지면 호흡곤란이 찾아오게 된다.

항체와 더불어 포유동물의 몸속에서는 비타민 C 생성이 왕성해진다. 포유동물의 비타민 C 생산 공장인 간에 바이러스의 침입이 알려지면, 비타민 C 생산량이 급증하면서 면역 체계가 무장을 하게 된다. 전쟁으로 비유하자면 간이라는 군수공장이 전시체제로 돌입하여 생산 라인을 풀가동하면서 갖가지 총알과 포탄, 미사일들을 만들어 혈액이라는 보급로를 통해 전장으로 실어 날라 전투력을 항진시키는 셈이다. 이렇게 만들어진 비타민 C의 도움으로 생체는 바이러스의 융단 폭격을 막아내며 전쟁으로부터 빨리 벗어나게 되는 것이다.

그런데 불행하게도 사람에게는 방어체계의 한 축인 비타민 C 생성력이 사라져버렸다. 효소 하나가 사라지면서 군수공장의 마지막 공정을 담당하는 기계가 멎어버린 것이다.

그 여파로 인체에는 바이러스 질환에 대항하는 무기가 항체밖에 남지 않았다. 체내에 존재하고 있는 비타민 C라는 무기가 바이러스 침입 초기에 소진되어버리면 인체는 바이러스의 공격에 무방비 상태가 되어버린다. 비타민 C가 고갈되어버린 세포 속은 바이러스에게는 천국 같은 곳이다. 비타민 C가 소진된 세포 속에서 바이러스는 무한 증식을 하며 세포를 죽음으로 이끌어간다. 항체가 만들어져 나올 때까지 사람은 기존의 방어체계에서 만들어낼 수 있는 무기들로 바이러스에 대항하지만 역부족일 수밖에 없고, 파괴력이 큰 바이러스가 침입할 경우 목숨마저 위협당하는 상황에 이르게 되는 것이다.

만들어내지 못하면 보태주어야 한다는 것은 눈에 보이는 이치인데 의학은 아직까지 이를 잘 받아들이지 않고 있다. 신종플루에 감염된 환자들이 바이러스의 파괴력을 견디지 못하고 결국 세상을 떠났다. 이들에게 비타민 C 정맥 투여가 이루어졌었더라면 감염으로 인한 투병은 어쩔 수 없더라도 죽음으로 가는 길은 막아낼 수 있었을 텐데 하는 아쉬운 생각을 해보았다.

바이러스 질환에 대한 비타민 C의 효과는 반세기 이전에 비타민 C 메가 도스를 환자 치료에 이용했던 닥터 프레드 클레너의 임상 경험에서도 잘 드러난다. 비타민 C는 신종플루를 비롯한 여러 바이러스 질환에 걸려 신음하는 사람들을 도와줄 수 있다.

비타민 C는 노화와 질병을 막는 강력한 항산화제다

비타민 C의 효과를 이야기할 때 가장 먼저 언급되는 것이 바로 항산화 작용이다. 항산화 작용이라는 것은 말 그대로 어떤 물질이 산화되는 것을 막아주는 역할을 뜻한다. 철이 산화되면 녹이 슬듯이 인체도 산화를 유발하는 물질을 만나 이들의 공격을 받으면 제 모습을 잃어버리고 병들게 된다. 이를 막아주는 것이 바로 비타민 C와 같은 항산화제들이 하는 일이다.

사람을 구성하는 기본 단위가 되는 세포 속에는 여러 개의 화학 공장들이 있는데, 이 화학 공장들이 바로 미토콘드리아라고 하는 것들이다. 미토콘드리아는 세포가 정상적인 활동을 하며 살아나가는데 필요한 에너지를 공급해 주는 곳인 셈이다.

이 공장에서는 에너지를 만들기 위해 여러 가지 기계들이 돌아간다. 그런데 이런 기계들이 돌아가고 에너지를 만드는 과정 중에 사람 몸에 해가 되는 물질들도 함께 생겨나는 것이 문제다.

우리 주변의 공장들을 예로 들어보자. 공장에서 물건을 만드는 과정 중에 매연이 생겨나기도 하고 폐수가 만들어지기도 한다. 이렇게 부산물로 만들어져 나온 폐수가 하천으로 흘러 들어간다고 생각해 보자. 이로 인해 수질오염이 발생하고, 더러워진 물은 다시 사람들에게로 다시 돌아와 피해를 일으키게 된다. 이런 이유로 공장들은 폐수처리 시설들을 갖추고 이 폐수들을 해롭지 않은 물질들로 바꾸어 내보내는 것이다.

이와 마찬가지로 사람 세포 속의 미토콘드리아라는 공장에서도 에너지를 만드는 과정 중에 폐수와 같은 오염물질들이 생겨나는데, 이렇게 생겨난 폐수가 세포 속의 하천으로 퍼져나가면 사람의 몸이 병들게 된다. 폐수가 흘러나와 유전자를 건드리면 암이 생기게 되고, 사람 몸속 이곳저곳을 부수기 시작하면 병적인 노화 과정이 진행되는 것이다.

하지만 다행히도 사람 몸속에는 이런 폐수를 정화해주는 항산화제라는 물질들이 존재한다. 항산화제들이 '활성산소'와 '자유기'라고 불리는 이런 폐수들을 자체 정화해 사람 몸을 지켜주는 것이다. 그런데 문제는 오염으로 범벅이 되고 자연이 병들어 있는 현대사회에서는 인체 내 항산화제의 양이 폐수들을 완전히 처리해낼 만큼에 미치지 못한다는 데서부터 생겨난다. 사람이 나이가 들거나, 유해 환경에 처해 있거나, 약물을 자주 오랫동안 복용하게 되면 항산화제들의 양이 더욱 줄어간다.

미토콘드리아라는 화학 공장에서 만들어지는 활성산소와 자유기라고 불리는 폐수들 이외에도 사람 몸속으로 들어온 약물이나 화학 물질 그리고 이들이 사람 몸을 공격했을 때 생겨나는 물질들도 이런 폐수 대열에 합류하면서 사람 몸속은 산화제와 항산화제의 싸움터가 되어버리는 것이다.

바로 이 싸움에 가장 큰 도움을 줄 수 있는 것이 비타민 C다. 비타민 C는 폐수들에 몸을 던져 자신을 산화시켜 폐수들을 정화한다. 폐수들이 우리 몸을 산화시키려 덤벼들 때, 비타민 C는 스스로 이를 막아서며 산화되어 우리 몸을 지켜준다. 말하자면 우리 몸을 향해 날아드는 총알을 자신의 몸으로 받아내는 보디가드가 되는 것이다.

고용량에서 부작용을 유발할 수 있는 다른 항산화제들과는 달리 비타민 C는 초고용량에서도 몸에 해를 끼치지 않는 안전한 항산화제다.

먹는 음식만으로는 비타민 C를 충분히 섭취할 수 없다

비타민 C를 섭취할 때 가장 신경을 써야 할 것은 하루도 거르지 말고 매일 매일 보충해 주어야 한다는 것이다. 오늘 10g의 비타민 C를 먹었다고 해서 며칠은 안 먹어도 된다고 생각하는 것은 잘못이다. 아침밥을 세 그릇 먹었다고 저녁밥을 안 먹어도 되는 것이 아니고, 오늘 포식했다고 내일 굶어도 되는 게 아닌 것처럼 비타민 C도 한끼 포식했다고 그 다음 끼를 걸러도 되는 것이 아니다. 불규칙적으로 고용량을 시도했다 끊었다 하는 것은 건강에 큰 도움이 되지 않는다. 비타민 C는 체내에 들어와서 할 일을 마치면 빠르게 몸 밖으로 배출된다. 내일 필요한 양을 오늘 비축해 두는 능력이 없는 것이다. 이는 비타민 C가 가진 단점이자 가장 큰 장점이기도 하다.

필요한 비타민 C를 스스로 알아서 만들어내는 동물들과 달리 사람은 도대체 얼마만큼의 비타민 C가 자신에게 필요한지 직접 테스트 해보기 전까지는 알 길이 없다. 따라서 만약 고용량으로 섭취한 비타민 C가 필요 이상으로 축적되거나 그것이 이유가 되어 몸에 해를 끼친다면 다량의 비타민 C 섭취를 선불리 권할 수가 없게 된다. 하지만 비타민 C는 할 일이 없으면 몸속에 머물지 않고 체외로 빠져 나오기 때문에 고용량을 복용해도 아무런 해를 끼치지 않게 된다.

이 확고한 안전성 덕분에 누구나 고용량 복용법을 시도해 자신에게 얼마만큼의 비타민 C가 필요한지 확인할 수 있다. 하지만 불행하게도 음식물을 통해 일정량의 비타민 C를 꾸준히 섭취하기는 대단히 어려우며, 음식물만으로 인체에 필요한 비타민 C 양에 도달하기도 힘들다.

우리들이 섭취하는 음식물에서 비타민 C를 찾아보기는 그리 쉬운 일이 아니다. 서구화된 식단에서는 더더욱 어렵다. 빵이나 버터, 치즈, 계란에는 비타민 C가 들어있지 않다. 우유나 조리한 고기 속에서도 비타민 C는 거의 찾아볼 수 없다. 채소들에 비타민 C가 많이 들어있긴 하지만 조리 과정 중에 많은 양이 사라져 버려 정작 사람 몸속으로 들어가는 비타민 C는 생각보다 그 양이 적다.

비타민 C는 음식이 식탁에 오르기 전까지 조리 과정 곳곳에서 새어나간다. 비타민 C는 수용성이라 물에 잘 녹아드는데, 그래서 음식 재료들을 물에 천천히 씻는다든지, 오랫동안 물에 담가둔다든지, 끓여서 그 물을 버리고 조리해서 식탁으로 올리게 되면 이미 비타민 C가 물에 씻겨 나가버린 뒤가 되고 만다. 또한 금속 용기에 음식재료들을 넣고 오랫동안 끓여도 비타민 C가 파괴된다.

베이킹 소다 같은 알칼리성 물질을 쓰거나 구리나 은, 쇠그릇이나 숟가락 역시 비타민 C 파괴에 일조한다. 이렇듯 조리 과정 중의 여러 변수가 곳곳에 산재해 있기 때문에 '어떤 음식에 얼마만큼의 비타민 C가 들어있다' 는 수치는 결국 무의미해지게 된다.

이런 장벽들이 도사리고 있어서 음식물을 통해 우리 몸속으로 들어가는 비타민 C의 양은 생각보다 훨씬 적다. 생식을 하거나 신선한 과일을 늘 가까이 한다면 도움이 되겠지만, 추운 계절에는 신선한 과일과 채소를 늘 곁에 두기도 힘들다. 바로 이것이 비타민 C 보충제를 언제나 함께 해야 하는 이유다.

비타민 C의 유효기간과 보관 방법

비타민 C 이야기가 화두가 되면서 이제 한국에서 비타민 C를 복용하는 사람들을 어렵지 않게 볼 수 있다는 이야기를 전해 들었다. 언론의 보도내용에 따라 부침을 거듭하기도 하지만 이제 비타민 C는 우리나라 사람들에게 친근하게 다가서 있는 것 같다. 그런데 복약지도가 제대로 이루어지지 않으면서 비타민 C를 복용하는 사람들이 잘못된 복용법을 어깨 너머로 전달받는 바람에 주먹구구식 비타민 C 치료법을 마치 비타민 C 복용의 정도인 양 오해하고 있다.

지난 대여섯 해 동안 이를 바로 잡으려 많은 노력을 기울여 왔지만 아직까지도 한국의 그릇된 비타민 C복용법이 바뀌지 않고 있다. 비타민 C를 제대로 이해하지 못하고 있는 사람들이 비타민 C 복용을 감성적으로 지도하면서 한국의 비타민 C 치료법이 좌초되고 있다. 메가 도스 요법을 하는데 적절치 못한 타블렛 형태의 비타민 C가 메가 도스용으로 알려지면서 한국의 비타민 C 요법은 궤도를 이탈했다. 최선을 다해 이 부분을 바로 잡아야 한다는 생각을 했다.

비타민 C 요법은 크게 세 가지로 나누어 볼 수 있다. 먼저 건강한 사람이 질병을 예방하고 건강을 증진할 목적으로 비타민 C 제재를 사용하는 1차 예방(Primary Prevention)의 목적, 기존의 질병을 가진 사람들이 특정 질환의 치료목적이 아닌 건강증진과 투병에 도움을 받을 목적으로 비타민 C를 투여하는 2차 예방(Secondary Prevention)의 목적, 그리고 기존의 질병으로 투병하고 있는 사람들이 이 질환의 치료를 위해 비타민 C를 적극적으로 이용하는 3차 예방(Tertiary Prevention)의 목적으로 나누어 볼 수 있다.

이러한 목적에는 각각 적합한 형태의 비타민 C 제재가 있고, 적절한 제재를 이용해 일반인들이나 환자들에게 투여해야 그 효과를 극대화하고 필요치 않은 부작용들을 없앨 수 있다. 비타민 C 요법의 부작용들은 대부분 적절치 못한 복용법의 결과일 뿐, 비타민 C는 대단히 안전하고 부작용 또한 흔치 않은 천혜의 물질이다.

한국에 보편화되어 있는 타블렛 형태의 비타민 C는 2차 예방이나 3차 예방의 목적으로 투여되는 메가 도스 요법에는 부적합한 제재다. 건강한 사람들이 건강을 증진하고 질병을 예방하려는 1차 예방 목적에 적합한 제재일 뿐이다. 이러한 타블렛 제재들을 사용할 때 반드시 알아두어야 할 것이 '제품에 표기된 유효기간은 무의미하다는 점' 이다. 비타민 C는 보관을 잘하느냐 못하느냐에 따라 하늘과 땅만큼의 차이가 난다. 유효기간이 2년 남았다고 하더라도 1~2주일만 잘못 보관해도 변질되기 시작해 유효기간이 빠르게 소실된다. 따라서 보관법이 적절하지 않았다면 비타민 C 유효기간은 우리의 눈으로 판가름해내야 한다.

온전한 형태의 비타민 C 타블렛은 순백색이다. 그런데 이 타블렛을 공기 중에 노출시키거나 수분에 노출시키면 비타민 C가 산화되기 시작해 노란색이나 옅은 갈색을 나타내기 시작한다. 미색을 띠기 시작한다고 보아도 된다. 그러다가 산화 정도가 심해지면 완연한 노란색이나 갈색을 나타내게 된다. 그래서 비타민 C 타블렛은 일단 포장을 개봉하고 나면 절대 냉장고 속으로 들어가서는 안 된다. 비타민 C는 햇빛이 들지 않는 서늘한 곳에 보관해야 한다. 비타민 C 타블렛은 냉장고에 넣어 보관할 필요도 없고 넣어서도 안 된다.

꺼내든 비타민 C 타블렛이 순백이 아니라 미색을 띠고 있다고 느껴지거나 노란색을 머금고 있다고 느껴지면 즉각 A4 프린트 용지를 꺼내 그 위에 비타민 C 타블렛을 올려보라. 아니면 설탕이나 소금을 한 숟가락 담아내 거기에 비타민 C를 올려놓아 보라.

제일 좋은 방법은 포장을 뜯지 않은 새 비타민 C 타블렛과 비교해 보는 것이지만, A4용지나 설탕, 소금을 이용하는 방법으로도 비타민 C의 산화 정도를 가늠해 볼 수 있다. 비타민 C 타블렛 제재가 노란색을 나타내기 시작하면 제품에 명기된 유효기간이 몇 년이 남아있다 하더라도 전량 폐기해야 한다.

산화된 비타민 C는 약이 아니라 독이다. 산화된 비타민 C의 농도가 높아져 타블렛이 완전한 산화 비타민 C가 되면 이러한 물질은 인체 내에서 당뇨병을 유발하는 요인이 될 수도 있고, 산화제로도 작용한다. 그래서 버리라는 것이다. 약효를 잃는 것이 아니라 그와 더불어 독성을 나타낸다는 이야기다.

시중에는 비타민 C에 바이오플라보노이드를 섞어 넣은 타블렛 제재들도 있다. 이러한 제재들은 바이오플라보노이드의 색깔 때문에 비타민 C가 온전한 형태라 하더라도 산화된 비타민 C 색깔을 나타낼 수 있다. 이렇게 되면 타블렛의 색깔만으로 비타민 C의 변질 여부를 알아낼 수가 없게 된다.

그래서 바이오플라보노이드나 다른 보충제들을 필요로 하는 사람들은 비타민 C 단일 제재와 이러한 다른 보충제들을 따로 구입해서 복용하는 것이 좋다. 그것이 정도다. 비타민 C는 순백의 정도를 가늠할 수 있어야 그 형태의 온전함을 평가할 수 있다.

땅의 고갈이 필수물질의 섭취를 어렵게 만든다

밥만 잘 먹으면 된다는 시대는 이미 지나갔다. 지금 우리를 둘러싸고 있는 환경은 있어야 할 것이 사라져 버리고 없어야 할 것들이 들어서 있는 기형의 형태를 하고 있다. 인간이 가진 탐욕은 선악을 가릴 수 있는 눈을 가려 버렸고 그렇게 자연을 버린 인간에게로 돌아온 건 건강하지 못한 세상이다.

마시는 물과 숨 쉬는 공기가 자연미를 잃으며 병들었고, 먹는 음식에도 구멍이 나 있으니 이제 밥 잘 먹는 것만으로는 건강을 지키기가 힘든 세상이 되어버렸다.

마이클 콜간(Michael Colgan)의 《새로운 식이(The New Nutrition)》라는 책에 나오는 한 대목을 들여다보면 왜 비타민 C를 비롯한 보충제들을 섭취해야 하는지를 짐작해 볼 수 있다.

"1940년대까지 농업은 퇴비를 주고 윤작을 하면서 땅에 필수 요소를 되돌려주었다. 이런 방법은 농사가 시작된 이후 성공적으로 유지되어와 땅을 윤택하게 해주었다. 그러나 인간의 탐욕이 만들어낸 기술의 힘이 자연의 힘보다 뛰어나 이를 이용하면 더 큰 이윤을 남길 수 있다는 논리로 무장한 상업주의로 인해 미국의 식량은 변질되어 갔다.

제2차 세계대전이 끝났을 때 질산염과 인산염을 이용해 무기를 만들던 거대한 제약회사 연합체들은 산처럼 쌓인 화학물들을 판매할 곳이 없어지게 되면서 이들을 판매할 새로운 시장을 찾아 나서게 되었다. 예전에 이루어졌던 실험들을 통해 많은 식물들이 질소(N, nitrogen), 인(P, phosphorus), 칼륨(K, potassium) 세 가지만 존재하면 자라날 수 있다는 사실이 알려져 있었다.

이 논리로 무장한 전쟁 무기 제조업자들이 헐값에 NPK 비료를 농부들에게 공급하기 시작하면서 토양을 윤택하게 유지하기 위해 시행하던 기존의 방법들을 비경제적인 것으로 만들어버렸다.

NPK 혼합물은 식물이 자라나는데 꼭 필요한 세 가지 미네랄을 공급해준다. NPK 비료를 흡수한 식물들은 빛깔 좋은 열매를 풍성하게 맺는다. 하지만 사람의 몸은 식물과 다르다. 사람은 질소와 인, 칼륨 이외에도 필요한 것들이 많다. 사람에게는 셀레늄, 크로뮴, 칼슘, 마그네슘, 철, 구리, 요오드, 몰리브덴, 아연, 코발트, 붕소, 바나듐도 필요하다. 전쟁무기의 파괴적 유물인 NPK 비료는 사람의 영양을 생각하고 디자인된 적이 없으며, 사람의 건강에 필요한 미네랄들을 함유하고 있지도 않다.

NPK 비료를 이용한 농작물의 대량 재배가 계속 이어졌고, 이 농작물들은 사람에게 필요한 미네랄들을 땅에서 모조리 흡수해 버렸다. 그러나 이들이 흡수한 미네랄은 다시 공급되지 않았고, 이제 미국에서 자라나는 농산물과 이를 섭취하며 자라는 식용동물들은 미네랄 결핍을 겪게 되었다. 이는 곧 사람의 미네랄 결핍으로 이어졌는데, 왜냐하면 사람은 미네랄을 만들 수 없고 이들을 음식물로부터 섭취해야 하기 때문이다.

땅의 고갈은 미국의 식량 공급에 행해진 첫 폭격이었을 뿐이다. 현대의 식품 가공법들은 이윤을 좇아 자연을 무시해 버렸다. 그리고 그 피해자는 바로 당신이다."

콜간은 미국 각 지역의 흙을 파내 셀레늄을 비롯한 미네랄들의 양을 측정하였고, 이 흙들이 기준치에 미달해 있음을 직접 보여주었다. 결국 우리가 병들기 전에 이미 우리를 둘러싸고 있는 환경이 먼저 병들어버렸다. 공해로 오염된 세상에서 이제는 적극적으로 건강을 지켜 나가야 한다. 비타민 제재를 섭취하고 자연물을 보충해서 적의 침입을 막고 원군을 불러들여 건강으로 가는 길을 열어나가야 한다.

나쁜 음식 안 먹고 오염된 물 안 마시는 수동적인 태도만으로 막아내기 어려운 환경 병들이 우리 곁을 둘러싸고 있다. 이제는 없어진 것을 채워 넣어야 할 시대이고, 없었던 것들이 들어서며 일으키는 문제를 막아내야 하는 시대다.

과일은 신선도에 따라 비타민 C 함량에 큰 차이가 난다

과일에 들어있는 비타민 C 양을 이야기하기 전에 먼저 주지해야 할 것이 있다. 어떤 과일에 얼마만큼의 비타민 C가 들어있다는 이야기는 보고자가 누구인지에 따라 차이가 난다는 점이다. 같은 과일이라도 재배종에 따라 비타민 C 함량이 차이가 나고 또 수확한지 얼마나 되었느냐에 따라서도 큰 차이가 난다.

사과를 예로 들면, 나무에서 따낸 직후가 가장 비타민 C의 함량이 많고 이후 2~3개월이 지나면 비타민 C 함량이 1/3 정도로 줄어든다. 과일뿐만 아니라 농작물도 마찬가지다. 감자의 경우, 여름에 갓 캐어냈을 때는 100g당 30mg의 비타민 C가 들어있지만, 캐낸 후 3개월이면 감자 속 비타민 C 양이 반으로 줄어든다. 이 감자들을 보관했다가 이듬해 봄에 비타민 C 함량을 측정하면 100g당 8mg 정도의 비타민 C밖에 남아있지 않게 되며, 다시 여름이 되면 비타민 C를 거의 찾아볼 수 없게 된다. 햇

과일이 좋고 햇곡식이 좋다는 이야기는 비타민 C 함량 면에서 보아도 고개가 끄덕여지는 말이다.

이같은 점을 염두에 두고 비타민 C 함유량이 많은 과일을 살펴보자. 우리들 곁에 흔히 눈에 띄는 과일들 중에 비타민 C를 제일 많이 머금고 있는 과일로 키위를 들 수 있다. 키위 중에는 초록빛을 띠는 키위와 노란빛을 띠는 키위 두 종류가 있는데, 둘 다 한 알 만으로도 괴혈병 예방용 비타민 C 일일권장량을 훌쩍 뛰어넘을 만큼 비타민 C가 많이 들어있다.

보통 크기의 초록빛 키위 한 알에 74mg 정도의 비타민 C가 들어있고 노란빛을 띠는 키위에는 108mg에서 162mg까지의 비타민 C가 들어있다. 사과 한 알에 10mg이 채 되지 않는 비타민 C가 들어있다는 점을 감안하면 키위의 비타민 C 함량은 여타 과일에 비해 월등히 높은 편이다. 토마토 한 알에는 23mg 정도의 비타민 C가 들어있고, 귤 한 알에는 26mg, 망고 한 알에는 57mg 정도의 비타민 C가 들어있다.

18세기에 괴혈병을 치료하는데 사용했던 것으로도 유명한 오렌지 한 알에는 70mg의 비타민 C가 들어있다. 오렌지에 비타민 C 함량이 많다고 하니 매일 아침 시중에 나와 있는 오렌지주스를 한 컵 정도 마시면 되겠다고 착각하는 사람들이 있을 지도 모르겠다. 하지만 투명한 유리병에 들어있는 오렌지주스에는 비타민 C가 거의 사라지고 없다. 오렌지를 짜서 주스를 만들면 얼마 지나지 않아 비타민 C의 양이 30% 이상 줄어들게 되는데, 이 주스가 공기와 햇빛으로부터 차단되지 않으면 비타민 C가 사라져 자취를 감추어 버린다. 그만큼 주스 속에 녹아들어 있는 비타민 C는 불안정하고 오렌지주스로부터 사람 몸속으로 들어가기까지 온전하게 남아있지 못한다.

제일 좋은 방법은 오렌지나 다른 과일들을 짠 뒤, 보관하지 말고 그 자리에서 바로 마시는 것이다. 비타민 C에 커다란 거부감을 가지고 입에 대지 않으려는 사람들이 주위에 있다면, 키위나 오렌지, 토마토 같은 과일이나 이런 과일들로 주스를 만들어 늘 가까이 할 수 있게 하는 것도 좋은 방법이 될 수 있다.

사람은 체질에 따라 비타민 C 필요량이 다르다

비타민 C의 필요량에는 커다란 개인 차이가 있다. 그러나 우리나라에는 이런 개인 차이의 개념이 제대로 전달되지 않은 채, '하루 얼마의 비타민 C를 먹어야 한다'는 절대적 복용 개념만이 알려져 있어 무척 안타깝다. 이는 서양의학에 팽배해 있는 절대적 용량 개념에 익숙한 사람들이 비타민 C에 존재하는 상대적 용량 개념을 제대로 알지 못하고 전달한 결과다.

괴혈병 예방 목적이 아닌 질병의 예방과 치료목적으로 투여되는 비타민 C의 경우에는 커다란 개인 차이가 존재한다. 이를 설명하기 위해 우리에게 친근한 '체질'의 개념을 가져와 보자. 전통의학의 꽃이라 할 수 있는 사상의학에서는 사람의 체질을 태양인, 태음인, 소양인, 소음인으로 분류해 투여하는 약재들의 종류와 조합을 달리한다. 그런데 이 같은 체질이라는 개인 차이의 개념이 비타민 C에도 적용된다고 보면 된다.

다만 다른 점은 비타민 C 필요량은 개인마다 다 달라서 단순히 네 가지로 나눌 수 없다는 점이다.

이 같은 비타민 C 필요량의 개인차는 앞서 말한 체질에서 비롯한다. 이를 전문 용어로 풀어 얘기하면 '각 개개인의 몸이 가지고 있는 생화학적 특이성'이라고 말할 수 있다. 다시 말해 '사람'이라는 '밭'이 다르다는 얘기다. 생화학적 특이성을 설명할 수 있는 쉬운 예로 술을 들 수 있다. 알코올 농도가 높지 않은 술 한 잔에도 정신을 잃을 정도로 취하는 사람이 있는가 하면 알코올 함량이 높은 술을 병째 들이켜도 정신이 멀쩡한 사람이 있다. 같은 양의 알코올을 섭취해도 몸을 가누지 못하는 사람이 있는가 하면 달리기를 할 수 있을 정도로 온전한 사람도 있다. 물만 먹어도 살이 찐다는 사람이 있는가 하면 아무리 먹어도 살이 붙지 않는다는 사람들도 있다. 이것이 바로 생화학적 특이성이라는 체질 개념의 한 예다.

비타민 C의 필요량도 각 개인의 주량만큼이나 커다란 차이가 있다. 비타민 C의 질병에 대한 치유 효과는 개개인이 필요로 하는 비타민 C 용량의 90% 이상을 넘어서야 비로소 나타나기 시작한다. 다시 말해 하루 10g이 필요한 사람이 있다면 하루 9g 이상이 투여되는 시점에서 비로소 치유력이 그 모습을 보이기 시작하며, 필요 용량인 10g에 달해야 완전한 비타민 C의 효과를 체험할 수 있게 된다. 기존 서양의학에서 찾아볼 수 없던 이 같은 비타민 C에 대한 상대적 용량 개념은 기니피그를 이용한 실험으로부터 싹트기 시작했다.

1967년 미국의 로저 윌리엄스는 기니피그를 이용한 동물 실험에서 괴혈병을 예방할 수 있는 용량의 비타민 C를 주면 기니피그들은 괴혈병에는 걸리지 않지만 성장 발육에는 큰 차이가 나타난다는 사실을 발견하였다. 이와 함께 비타민 C 투여량을 증가시켰을 때 성장 발육이 더딘 기니피그도 정상으로 돌아온다는 사실, 정상적인 발육을 위해서 20% 정도의 기니피그들이 기존의 양보다 더 많은 비타민 C를 필요로 한다는 사실도 알게 되었다.

윌리엄스는 100마리의 기니피그가 있다고 가정했을 때, 이들이 적절한 건강을 유지하기 위해 필요로 하는 비타민 C의 양이 크게는 20배에 달할 만큼 용량의 차이가 난다고 결론을 맺었다. 윌리엄스는 "사람의 경우 실험에 쓰인 기니피그들보다 더 큰 개체 차이를 보이므로 20배를 훨씬 넘어서는 용량 차이가 날 것"이라고 얘기했는데, 라이너스 폴링은 이에 전적으로 동의하면서 "사람에게 존재하는 생화학적 특이성을 잘 헤아려 사람마다 적절한 용량의 비타민 C를 투여해야 건강으로 가는 길을 찾아 낼 수 있다."고 말했다.

폴링이 말한 인체 내에 존재하고 있는 '생화학적 특이성'은 서양의학에 숨 쉬고 있는 체질의학의 개념이라 할 수 있다. 이를 잘 헤아려 비타민 C 필요량의 개인차를 염두에 두고 투여해야 그 치유력을 체험할 수 있다.

현재의 비타민 C 일일권장량은 너무도 부족한 수치다

비타민 C의 역사를 뒤돌아 살펴보면 오랜 세월 지속되어오던 일일권장량 60mg이 왜, 무엇을 염두에 두고 만들어졌는지 알 수 있다. 비타민 C는 그 생김생김이 세상에 알려지기 수백 년 전부터 괴혈병을 막아주는 미지의 물질로 인식되어 그 존재가 베일에 싸인 채 전해 내려왔다.

괴혈병이란 사람 몸을 지탱해주는 물질이 허물어져 혈관이 약해지고 출혈이 생기며 몸 곳곳이 부서져 결국 죽음으로 이르게 되는 병이다. 잇몸이 물러지면서 이빨이 흔들거리고, 빈혈이 생기고, 몸 곳곳에 멍이 들고, 상처가 나도 제대로 아물지 않는다. 몸이 붓고 다리 근육도 무기력해지면서 점차 죽음의 길로 빠지게 된다. 이 괴혈병은 추운 겨울 신선한 과일과 야채를 접할 수 없는 사람들이나 배를 타고 오랫동안 항해하는 선원들에게서 많이 발생했는데, 괴혈병이라는 이름만으로도 사람들을 두렵게 할 만큼 당시의 의학으로는 손을 쓸 수 없던 불치병이었다. 오늘

날 암이라는 단어가 가져오는 두려움에 버금 갈 만큼 커다란 공포의 대상이었다.

이런 괴혈병의 실마리가 풀리기 시작한 것은 1747년 영국 해군의 의사였던 제임스 린드에 의해서였다. 영국 해군은 적군과 맞서 싸우다 사망하는 숫자보다 전쟁 한 번 치르지 못하고 괴혈병으로 세상을 떠나는 병사들의 숫자가 더 많아지자 제임스 린드에게 괴혈병의 원인을 알아보라고 지시했다.

린드는 열두 명의 괴혈병 환자들을 대상으로 한 임상실험에서 두 개의 오렌지와 하나의 레몬을 먹인 괴혈병 환자들이 6일 만에 자리를 털고 일어나는 것을 목격한 뒤, 오렌지나 레몬 같은 과일에 괴혈병을 예방하고 치료하는 물질이 들어있다고 결론 맺었다. 20세기 초반, 과학자들에 의해 이 미지의 물질이 비타민 C라 불리게 되었고, 그 후 비타민 C의 실체가 명확히 드러나면서 스커비(scurvy, 괴혈병의 영문)를 막는다는 뜻으로 아스코르빈 산(ascorbic acid)이라는 이름도 함께 쓰이기 시작했다.

이처럼 적은 양으로 결핍증을 예방하고 괴혈병을 막는다는 인식이 강하게 자리 잡으면서 비타민 C의 다양한 작용과 신비로운 치유력이 가려져 버리게 되었다. 비타민 C의 일일권장량이 하루 60mg 내외로 못이 박히게 되었던 것은 아이러니하게도 전쟁터로부터 시작한다. 제임스 린드가 괴혈병의 실마리를 전쟁터에 나선 해군 병사들로부터 풀어갔듯이 비타민 C 일일권장량도 제2차 세계대전의 전쟁터에 나선 병사들이 괴혈병에 걸리지 않게 하기 위한 비타민 C 용량을 찾아나가다가 하루 60mg 내

외의 수치가 설정되었다. 그때나 지금이나 비타민 C에 대한 시선은 오로지 괴혈병의 예방에만 모아져 있다.

하루 60mg의 비타민 C는 괴혈병을 예방할 수 있는 정도에 불과할 뿐, 결코 각종 질병을 예방하고 치료할 수 있는 수치는 아니다. 대학교수와 의사들이 텔레비전에 나와서 하루 귤 두 개만 먹어도 충분하다는 이야기들을 하고 있다는데 이 사람들이 이야기하는 것 역시 괴혈병 예방 수치에 불과하다.

명심해야 할 것은 일일권장량만으로는 괴혈병 예방 이외에 아무것도 기대할 수 없다는 점이다. 질병의 예방과 치유를 목적으로 한다면, 각자에게 필요한 충분한 수준으로 용량을 올려서 사용해야 한다. 비타민 C 일일권장량은 괴혈병 예방을 위한 하루 권장량일 뿐이다.

건강 상태에 따라
비타민 C 권장량이 달라진다

비타민 C 일일권장량 60mg이 너무 낮은 수치라는 것을 주류의학에서도 조금씩 받아들이기 시작하면서 일일권장량은 한 차례 업그레이드 되었다. 하지만 여전히 이들의 시각은 비타민 C를 평범한 비타민으로만 들여다보고 있다.

비타민 C 일일권장량은 세 부분으로 나누어서 정해볼 수 있다.

먼저 괴혈병을 예방하는 일일권장량이다. 비타민 C가 세상에 알려지는 계기가 된 괴혈병 예방 치료약이라는 눈으로 일일권장량을 말하면 예전의 기준치인 하루 60mg을 제시해도 고개를 끄덕일 수 있다.

두 번째로 급 · 만성 질환이 없는 건강한 사람이 질병을 예방할 목적으로 복용해야 하는 비타민 C 용량을 생각해볼 수 있다. 활성산소와 자유기가 몸을 공격하는 것을 막고 병적인 노화에 빠져들지 않고 건강을 유지할 수 있는 비타민 C 용량이다. 이러한 목적의 비타민 C 이용은 개인차를 감안하더라도 최소 1g 이상은 되어야 한다. 라이너스 폴링은 하루 6~18g을 제시했고, 닥터 캐스카트는 하루 4~15g을 제시했다. 일반적으로 하루 1~10g의 비타민 C가 이러한 질병의 예방 목적으로 제시될 수 있을 것이다.

세 번째로는 건강하다가 갑자기 급성질환에 빠져든 사람이나 만성소모성 질환을 앓고 있는 사람들이 질병의 치료에 필요한 치료제의 목적으로 비타민 C를 투여 받는 경우를 들 수 있다. 이 같은 질병의 치료목적으로 쓰이는 비타민 C는 기존 비타민 개념을 벗어나 치료의약의 범주에 들어가게 된다.

신종플루와 같은 바이러스 질환에 노출되어 감염되었을 때에도 여기에 해당한다. 괴혈병의 예방과 질병의 예방에 쓰이는 비타민 C는 다양한 형태의 먹는 비타민 C 제재들로 보충할 수 있지만, 이와 같은 질병의 치료목적으로 비타민 C를 사용할 때는 분말을 복용하거나 주사액에 녹여 정맥으로 투여해야 한다. 비타민 C를 질병 치료에 사용할 경우에는 하루 10g이 최저용량이 되며, 주사를 통해 24시간 동안 지속적으로 정맥으로 투여할 수 있는 최대 용량은 하루 100g을 넘어서기도 한다.

비타민 C로 환자를 치료하고 있는 의사들이 적극적으로 이용하고 있는 방법이 바로 아스코베이트 나트륨 형태의 비타민 C 분말을 정맥 주사액에 녹여 투여하는 방법이다. 정맥 주사 방법으로 비타민 C를 투여할 때는 아스코베이트 나트륨 형태의 비타민 C 만을 써야 하며, 아스코르빈 산 형태의 비타민 C를 사용해서는 절대로 안 된다. 비타민 C로 환자를 치료하고 있는 의사들은 비타민 C 정맥투여와 비타민 C 분말 복용을 함께 병행하며 환자들을 치료한다.

내가 한국에 비타민 치료법을 전달한 후, 한국의 제약회사에서도 비타민 C 고용량 주사액과 분말 형태의 비타민 C를 만들어내기 시작했다. 이제는 내 얘기에 공감한 의사들이 비타민 C 정맥 주사법을 받아들이게 되어 한국에서도 비타민 C 정맥 주사법으로 환자를 치료하는 의사를 만나보기가 그리 어렵지 않게 되었다.

다시 한 번 말하지만 비타민 C의 일일권장량은 세 가지 형태가 있다는 것을 명심해야 한다. 이를 염두에 두고 자신에게 맞는 방법으로 비타민 C를 복용하다 보면, 반드시 그 치유력을 몸소 느껴볼 수 있을 것이다.

비타민 C 일일 권장량이 높아지고 있다

비타민 C의 효과가 단지 괴혈병을 예방하는 데만 머물지 않고 항산화 작용을 비롯한 여러 가지 약리 작용을 할 수 있다는 사실이 인식되기 시작하면서 비타민 C 일일 권장량에도 변화의 바람이 불었다.

하루 60mg으로 설정된 비타민 C 일일 권장량은 1980년 미국을 시작으로 해서 유럽의 여러 나라들도 그 기준으로 삼고 다른 나라들 역시 여기에서 크게 벗어나지 않을 만큼 세계적인 기준치로 자리 잡고 있었다. 이처럼 괴혈병의 예방 목적으로 하루 60mg의 비타민이 일일 권장량으로 설정되어 왔지만 사실 현대 사회에서 괴혈병 환자를 찾아보기는 참 힘들다. 따라서 괴혈병의 예방이라는 눈으로만 비타민 C를 바라본다면 굳이 비타민 C를 의도적으로 보충할 필요성을 느끼지 못하게 된다.

사람이 하루 60mg의 비타민 C를 지속적으로 섭취하면 약 한 달간 비타민 C 섭취가 완전히 중단되어도 괴혈병에 걸리지 않는다. 그리고 괴혈병 예방에 필요한 최소치만을 제시해보자면 하루 비타민 C 10mg 정도가 된다. 미국인들의 약 25% 정도가 하루 60mg에 미치지 못하는 비타민 C를 섭취하고 있고 10% 정도는 하루 비타민 C 섭취량이 30mg에도 미치지 못하고 있다. 하지만 미국에서 괴혈병 환자를 만나보기는 그리 쉬운 일이 아니다.

이처럼 어정쩡하게 머물러 있던 비타민 C 일일 권장량이 2000년 미국 국립과학원 내 의학원의 식품영양위원회에 의해서 새롭게 제시되었다. 이번에 제시된 일일 권장량은 남녀 간의 차이를 인정했고 흡연자들이 더 많은 양의 비타민 C를 필요로 한다는 사실도 받아들였다.

비타민 C의 작용을 괴혈병 예방에만 묶어두지 않고 항산화제로서의 역할을 받아들여 일일권장량을 예전에 비해 남자의 경우 50%, 여자의 경우에는 25% 높여 설정했다. 이제 미국에서의 비타민 C 일일권장량은 남자가 하루 90mg, 여자가 하루 75mg 그리고 흡연자의 경우 여기에 35mg을 더한 수치로 제시되어 있다. 즉 남자 흡연자의 경우 하루 125mg, 여성 흡연자의 경우 하루 110mg이 되는 것이다.

흔히 말하는 비타민 C 결핍증, 즉 괴혈병을 예방하자는 취지의 고전적 개념만을 적용하면 일일 권장량은 하루 60mg만으로도 충분하기 때문에 새롭게 바꿀 필요가 없다. 그렇다면 주류의학이 이렇게 비타민 C 일일 권장량을 상향 조정하며 움직일 수밖에 없었던 이유는 무엇일까?

그것은 바로 오랜 세월이 흐르는 동안 쉼 없이 축적되어 온 과학적 그리고 의학적 증거 자료들이었다. 언론의 보도가 아니면 이러한 자료들에 접근이 어려운 일반인들에게는 제대로 알려져 있지 않지만 지금 이 순간에도 비타민 C의 효과는 하나 둘씩 데이터베이스에 기록되어 가고 있다. 이렇게 누적되어 온 연구 결과들에 기존 의학계가 움직인 것이다. 비타민 C 섭취량을 늘리면 비타민 C 고유의 강력한 항산화작용을 통해 여러 가지 질환을 예방하는데 도움을 준다는 것을 학계가 받아들이면서 비타민 C 일일 권장량이 20여 년 만에 바뀌기 시작한 것이다. 이제 비타민 C는 기존의 역할 뿐만 아니라 만성질환을 예방하는 예방제로서의 역할까지 인정받아가고 있다.

아직까지 g 단위의 고용량 비타민 C 요법을 받아들이지 않고 있고 새롭게 제시된 일일 권장량 역시 mg 단위에 머물러 있지만, 20여 년 만에 의학이 움직이기 시작했다는 사실은 의미 있는 일이다. 현재 미국에서의 변화를 시작으로 일일 권장량을 조정해가는 나라들이 있고, 많은 다른 나라들도 뒤를 이을 것이다.

시중에 나와 있는 비타민 제재들의 성분표기 레이블들을 보면 그 함량과 함께 일일 권장량의 몇 %에 해당하는 양이라는 것이 인쇄되어 있다. 이 기준치가 이전의 일일 권장량 60mg이다. 아직까지 비타민 제조사들의 일일 권장량 표기가 기존의 수치에 고정되어 있어서 일반인들이 그 변화를 실감하지 못하고 있지만 머지않은 날에 남성 하루 90mg, 여성 하루 75mg이라는 기준치가 레이블에 등장할 것이다. 이제 변화가 시작되었다.

미국 국립과학원에서 제시한 비타민 C 일일 상한량

비타민 C 일일 권장량은 mg 단위에 머물러 있지만 시중에 나와 있는 비타민 C 제품들은 이를 훨씬 뛰어넘는 용량의 제품들이 대부분이다. 한국이나 미국이나 g 단위의 비타민 C 제재들이 주류를 이루고 있는데, 일일 권장량 정도의 비타민 C를 함유하고 있는 비타민 제재들은 대부분 종합 비타민제들이거나 비타민 몇 가지를 섞어 넣은 제품들이다.

미국인들이 제일 많이 복용하고 있는 보충제가 바로 비타민 C 제재들이다. 많은 미국인들이 g 단위의 비타민 C를 사용하고 있는 터라 비타민 C에 대한 언론보도들은 항상 초미의 관심사가 된다. 그런데 비타민 C의 유익한 작용을 보고한 연구결과들은 숱하게 발표되고 있음에도 언론의 관심사 밖으로 돌려지고, 가뭄에 콩 나듯 발표되는 비타민 C 부작용 논란은 바로 언론의 헤드라인이 되어버린다. 여기에 일부 과학자들이나 의학자들의 명예욕이 얹어지면 불에 기름을 붓듯 세상이 떠들썩해진다.

미국에 바람이 불면 한국에는 폭풍이 몰아치는 걸 지켜봐 왔다. 비타민 C에 대한 기초적인 지식도 없는 사람들이 그들의 네임 밸류를 등에 업고 언론에 등장하며 작용 부작용을 논하고 g 단위의 비타민 C 제재들에 대해 공격을 가하기 시작하면 한국에서 g단위의 비타민 C 복용이 이제 곧 사라질 듯 느껴진다.

언론을 통해 비타민 C를 들었던 사람들이 다시 언론을 보고 비타민 C 제재들을 던져버리는 이상한 모습이 우리나라의 현실이다. 먹으라는 사람이나 먹지 말라는 사람이나 제대로 된 논리가 없다. 그러니 토론이 이루어 지지 못하고 서로 동문서답을 계속해가고 있는 것이다.

지금 의학계에서 비타민 C 메가 도스 요법을 받아들이기 쉽지 않다는 것은 인정한다. 하지만 g 단위의 비타민 C 복용이 인체에 유해하다는 그릇된 이야기들은 더 이상 하지 않았으면 하는 마음으로 비타민 C에 도입된 새로운 모습의 용량 개념을 소개한다.

바로 비타민 C 일일 상한량이라는 개념이다. 긴 세월을 이어져오며 많은 사람들이 g 단위의 비타민 C를 복용해 왔고 g 단위의 비타민 C 제재들을 이용해 사람을 대상으로 진행된 임상실험 역시 계속 이어져 왔다.

미국 국립과학원 내 의학원의 식품영양위원회는 비타민 C 하루 2g을 일일 상한량으로 설정해 발표했다. 비타민 C 투여가 인체에 안전하며 항산화 작용과 인체 내 생리적 기능 조절을 통해 인체에 유익한 작용을 한다는 사실을 숱한 연구 결과들을 통해 확인하면서 이미 발표된 임상실험 연구결과들을 모아 분석한 후 g 단위의 비타민 C가 안전하다는 걸론에 도달했다. 비타민 보충제들이 안전하다는 이야기는 미국법의 정의를 따르자면 '해가 없다는 확실성' 또는 '질병이나 손상을 일으킬 위험성이 없다' 는 것으로 표현되는데 하루 비타민 C 2g은 이 조건을 충족시킨다고 결론지어진 것이다.

위원회에서 그 동안 세계 각지에서 이루어진 사람을 대상으로 한 임상실험을 통해 끌어낼 수 있었던 비타민 C의 부작용은 위장장애나 설사 같은 소화기 계통의 부작용이었다. 위원회의 결론을 인용해 본다.

"옥살산의 증가로 인한 신장결석, 요산 농도 상승, 철 흡수 과다, 비타민 B12 농도 감소, 비타민 C 의존성, 항산화제와 반대되는 과산화 효과와 같은 가설들이 비타민 C 부작용으로 그 가능성이 제기되어 이에 대해 자세히 검토해보았다. 하지만 이러한 가설들은 아무런 근거가 없는 논리들이었다."

위원회가 찾아낼 수 있었던 비타민 C의 부작용은 위장장애나 설사와 같은 소화기 계통의 이상이었고 이러한 부작용이 나타나기 시작하는 비타민 C 양이 3g 에서부터 시작된다는 사실을 발견했다. 이를 토대로 하루 비타민 C 2g을 인체에 아무런 해가 없는 용량으로 규정하면서 이 양을 비타민 C 일일 상한량으로 발표했다. 그러면서 하루 4g의 비타민 C 용량에서도 많은 사람들이 아무런 부작용 없이 견뎌내기도 한다는 사실을 덧붙였다. g 단위의 비타민 C가 어떤 효과를 나타낸다고는 말하지 않았지만 많은 사람들이 복용하고 있는 비타민 C 제재들이 g 단위에서도 안전하다는 결론을 맺은 것이다.

위원회가 제시한 위장장애나 설사와 같은 비타민 C 부작용은 1회 복용량을 잘 조절하고 여러 차례에 나누어 식후에 복용하면 줄여갈 수 있다. 이제 더 이상 비타민 C 부작용으로 왈가왈부하지 말아야 한다. 비타민 C 복용은 안전하다.

선후배 동료들에 말하고 싶은 것은, 아무런 득이 될 것 없는 소모전은 이제 그만하고 진정한 비타민 C의 작용이 무엇이고 어떠한 질병에 유용하게 쓰일 수 있는지 밝혀가자는 것이다. 기존의 치료법으로는 손을 쓸 수 없는 많은 환자들이 우리들의 진료실에 그리고 우리들 주위에 살아가고 있다. 히포크라테스 정신으로 돌아가야 한다.

임신 중이라면 비타민 C 복용이 필수다

임신과 출산, 수유에 이르는 전 기간은 사람을 비롯한 포유동물에게 커다란 스트레스로 작용한다. 이 스트레스를 막고 산모와 태아, 수유중인 아이의 건강을 지켜내기 위해서는 비타민 C를 복용해야 한다. 비타민 C를 체내에서 합성하는 쥐의 경우, 임신 중일 때 비타민 C 생성량이 크게 증가하는데, 이 비타민 C가 임신을 유지하는 데에 큰 역할을 한다.

사람처럼 비타민 C를 스스로 합성하지 못하는 기니피그의 경우, 임신 초기에 비타민 C를 제대로 공급받지 못하면 유산을 하게 되고 임신 말기에 비타민 C를 주지 않으면 사산이나 조산 혹은 괴혈병 증상을 보이는 새끼를 출산한다. 뿐만 아니라 임신 전에 비타민 C 공급을 차단할 경우, 임신이 되지 않고 난소에도 이상이 생기는 것이 관찰되었다.

사람에 대한 연구에서도 비타민 C의 효과가 잘 드러나는데, 비타민 C 섭취량이 적거나 비타민 C 혈중 농도가 낮은 산모에게서 유산율이 증가하는 것으로 나타났고 비타민 C가 심하게 부족하면 습관성 유산이나 조산으로 이어지는 결과를 보였다.

여기서 닥터 클레너의 임상 예를 살펴보기로 하자. 그가 300명의 산모들에게 유산을 방지하고 건강한 출산을 할 수 있도록 썼던 처방이다. 그는 임신 전 기간 동안 산모들에게 4g에서 10g에 이르는 비타민 C를 복용하게 했는데, 임신 첫 3개월에는 하루 4g, 그 다음 3개월 동안에는 6g, 그리고 나머지 임신 기간 중에는 10g을 복용하게 했다. 그러자 유산 위험성이 있는 산모들이었음에도 불구하고 단 한 건의 유산이나 조산도 없었다. 클레너는 다시 출산 직전에 정맥 주사를 통해 10g의 비타민 C를 투여했다. 이렇게 비타민 C를 복용한 산모들은 진통 기간이 크게 줄었고 통증도 경감되었으며 출산 후의 출혈도 줄어들었다. 출산 과정 중에 질의 탄력성도 커져 회음부 절개를 하지 않아도 될 정도였다.

출산 후에도 모든 곳이 빠르게 아물어 들었고, 이후 계속 비타민 C를 복용한 사람들은 아이를 출산하고 15년이나 20년이 지난 후에도 회음부의 탄력성이 첫 아이 출산 전과 다를 바가 없었다. 출산 후 배에 남는 흔적 역시 비타민 C를 복용한 산모들에게서는 찾아볼 수 없었다.

닥터 클레너의 임상 예에서는 고용량의 비타민 C가 아무런 독성을 나타내지 않았으며, 산모들 중 22명은 류마티스성 심장병을 가진 환자들이었지만 이들도 아무런 문제없이 순산했다. 비타민 C의 효과는 산모들이 출산한 아기들에게서 더욱 잘 나타났는데, 태어난 아기들은 대단히 건강하고 힘찬 모습을 보여서 병원에서는 이 아기들을 '비타민 C 아기들' 이라 부르기도 했다.

태어날 아기들을 위해서나 산모들을 위해서나 임신 중의 비타민 C 공급은 필수다. 타블렛 형태의 비타민 C는 피하고 분말이나 분말을 젤라틴 캡슐이나 셀룰로스 캡슐에 담은 형태의 비타민 C를 사용하는 것이 좋다. 물론 최선은 비타민 C 분말 복용이다.

아이들에게는 비타민 C를 얼마나 주어야 하는가

세상에 태어나면 사람은 스스로 여러 가지 질환을 방어할 무기들을 만들어 간다. 예방주사를 통해 얻기도 하고 자잘한 병치레를 통해 손에 넣기도 한다. 질병에 대한 저항력도 결국 사람의 몸이 스스로 만들어내는 것인지라, 아무런 병치레 없이 아이가 성인이 되는 것은 사실상 불가능한 일이다.

그런데 아이들 중에는 유독 병치레가 끊이지 않는 아이가 있다. 일 년 내내 건강한 모습을 찾아볼 수 없을 정도로 약해져 있는 아이들도 있다. 병원에 찾아가 물으면 딱히 아픈 데가 없다는데 늘 감기를 달고 있기도 하고 알레르기 증상에 시달리기도 하면서 힘을 쓰지 못하고 건강과 멀어진 모습들이다.

이런 아이들에게 비타민 C를 복용하게 하면 큰 도움을 받을 수 있다. 물론 비타민 C를 먹었다고 해서 하루아침에 아이가 건강해지는 모습을 볼 수는 없다. 하지만 한 달, 두 달, 한 해가 가면 어느덧 아이가 앓는 감기 횟수가 줄어들고 잔병치레가 적어지는 모습을 볼 수 있다. 특히 호흡기 계통이 약해 늘 기관지염이나 천식증상에 시달리는 아이들에게는 비타민 C 고용량 복용이 필수라 할 수 있다.

아이들에게 얼마만큼의 비타민 C를 주어야 하는지를 이야기하기 전에 30년 간 비타민 C로 환자들을 치료하고 자신을 비롯해 자신의 아이들에게도 고용량의 비타민 C를 복용시킨 닥터 클레너가 제시한 용량을 살펴보자. 클레너는 아이들의 나이에 따라 적절한 용량을 제시했는데 10살이 되기까지 1년에 1g씩 복용량을 늘리라고 말한다. 그러니까 만 나이로 5살이면 5g, 6살이면 6g, 9살이면 9g, 10살과 그 이후에는 10g을 먹이라고 제시했다.

출산 직후의 아기들에게는 50mg에서 시작해 서서히 용량을 증가시켜 1살이 되는 날 1g에 도달하도록 투여했다. 클레너가 제시한 비타민 C 용량은 비타민 C 분말을 기준으로 했다. 먹기 힘들어 하는 아이들에게는 비타민 C 분말을 과일주스나 음료수에 녹여 마시도록 하면 될 것이다.

만성 질환을 앓고 있는 아이에게는 무리를 해서라도 분말을 복용시키는 것이 좋겠지만, 분말 복용이 여의치 않으면 시중에 나와 있는 알약 형태의 비타민 C가 차선책이 될 수 있다. 밥을 먹고 난 뒤에 1~2g 정도의 비타민 C를 먹게 하라. 그리고 아이가 속이 쓰리다고 하지 않으면 자기 전에도 비타민 C를 먹이면 좋다. 만약 아이가 속이 아프다고 하면 식후에만 복용시키면 된다. 아직 보편화되어 있지는 않지만, 캡슐에 비타민 C 분말을 담은 제품이 있다면, 타블렛으로 된 제품을 사용하지 말고 그 제품을 쓰는 게 좋다. 우리나라의 제약회사들도 이제는 분말을 캡슐에 담은 비타민 C를 만들어 낼 때가 되었다.

아이가 알약을 삼키기 힘들어한다면 씹어 먹는 비타민 C를 줄 수밖에 없는데, 이때에는 비타민 C의 함량을 잘 눈여겨보아야 한다. 보통 당분을 비롯한 첨가물이 많이 들어 있어서, 그 단맛 때문에 아이들이 많은 양을 사탕 먹듯이 먹기도 한다. 첨가물을 제외하고 비타민 C만을 놓고 보면 많이 먹는다 해도 별 문제가 없다. 하지만 한 가지 주의해야 할 점은 아스코르빈 산 형태로 만들어진 씹어 먹는 비타민 C의 경우에는 그 안에 존재하는 산기 때문에 치아의 에나멜 층을 파괴할 수 있으므로 아이들이 과량으로 섭취하는 것을 자제시켜야 한다.

반면 아스코베이트 나트륨 형태의 비타민 C라면 많이 씹어 먹는다 해도 별 문제가 없다. 아스코베이트 나트륨이나 아스코베이트 칼슘같은 미네랄 비타민 C는 이를 닦을 때 치약 대용으로 쓰기도 한다.

미국의 한 노의사는 손자들에게 비타민 C를 투여하고 난 뒤에 병원 가는 일이 없어졌다고 자랑하면서, 그 이유는 라이너스 폴링의 이야기를 읽어보면 잘 알거라고 말하기도 했다. 식생활이 서구화 되면서 아이들에게도 비만 등 각종 성인병의 전조가 보이기 시작한다. 아이들을 각종 질환으로부터 지켜내기 위해서는 비타민 C를 늘 곁에 두고 복용하게 해야 한다. 비타민 C는 소아 당뇨병을 막아내는데도 큰 역할을 한다.

약을 먹고 있는데 비타민 C를 먹어도 될까_1

관절염이나 당뇨병 같은 만성질환으로 약을 매일 복용하는 사람들이 많다. 비타민 C를 비롯한 자연물 보충제들은 이 같은 만성 소모성 질환의 치유에 큰 도움을 줌과 동시에 약이 가져오는 부작용도 줄여준다. 약과 자연물 보충제 투여를 병행하면, 약의 효과는 그대로 살리면서 동시에 약으로 인한 부작용을 막아주기 때문에 질병으로부터의 회복이 원활해진다.

질병을 치료하기 위해 투여되는 처방약이나 비처방약들의 사용이 오래간 지속되면 불행하게도 의학의 의도와 달리 투병하는 사람들의 몸에 각종 영양소의 불균형이 생기고 필수 요소의 결핍 현상이 나타난다. 사람의 몸속에 약물이 장기간 투여되면 몸에 필요한 필수 요소를 몸속에 저장하는 시스템에 교란이 오게 되기 때문이다.

예를 들면 관절염 치료약으로 쓰이는 여러 소염 진통제들은 우리 몸이 비타민 C를 흡수하는 능력을 떨어뜨리기도 하고 혈액 속의 비타민 C 농도를 떨어뜨리기도 한다. 다른 약이 듣지 않거나 심한 관절통이 있을 때 일시적으로 쓰기도 하는 스테로이드 제재는 잘 알려진 부작용들 외에도 사람 몸의 영양 상태를 불균형으로 끌고 가는 보이지 않는 부작용을 가지고 있다. 스테로이드 제재는 인체의 비타민 D 흡수력을 떨어뜨리고 비타민 C와 아연, 칼륨과 같은 미네랄의 배설을 촉진시켜 이러한 물질들의 결핍 상태를 불러올 수 있다. 이처럼 약은 질병의 치료를 위해 필요한 것들이지만 의도했던 바와 달리 우리 몸의 영양 상태를 위협하는 존재가 되기도 한다.

이런 현상을 미연에 예방하고 힘찬 투병 생활을 유지하기 위해 비타민 C를 비롯한 자연물 보충제들을 함께 투여하는 것이 바람직하다. 만성 소모성 질환을 가진 사람이나 암으로 투병 중인 사람의 몸속에는 비타민 C를 비롯한 각종 필수물질들의 부족 현상이 두드러지게 나타난다. 비타민 C 혈중 농도만을 비교해 보아도 만성 질환을 가진 사람들이나 암환자의 비타민 C의 농도가 떨어져 있는 것을 쉽게 발견할 수 있다.

이러한 암환자들에게 비타민 C를 고용량으로 투여한 후 몸에서 쓰이지 않고 소변으로 배출되는 비타민 C 양을 재어보면 정상인이 그만큼의 비타민 C를 투여 받았을 때 소변으로 배출되는 비타민 C양에 비해 대단히 적은 것을 발견할 수 있다. 암환자들에게 비타민 C가 그만큼 결핍되어 있다는 얘기인 셈이고, 이를 보충하기 위해서는 정상인들보다 많은 양의 비타민 C가 필요하다는 얘기가 된다.

어떤 암환자들에게는 수십 그램의 비타민 C를 투여해도 소변으로 나오는 비타민 C의 양이 거의 없을 정도로 비타민 C 부족 현상이 두드러진다. 암이나 만성질환에서의 필수 요소 부족은 병 그 자체가 불러오는 부족 현상에 보태어 치료를 위해 투여되는 약물들이 일으키는 부족 현상이 얹어지면서 필수요소들의 결핍증을 불러오게 된다.

약이 독은 아니다. 하지만 약들이 가져오는 필수 요소들의 부족 현상은 인체에 독이 되고도 남음이 있다. 약이 제대로 듣게 만들기 위해서라도 만성 질환이나 암 질환에서의 비타민 C 보충은 필수다.

약을 먹고 있는데 비타민 C를 먹어도 될까_2

비타민 C와 약물을 함께 복용할 때에는 주의해야 할 점이 있다. 비타민 C는 다른 제재들에 비해 약물과의 상호작용이 적고 투여되는 약물의 효과에 영향을 미치는 경우가 드문 안전한 물질이다. 하지만 비타민 C를 기존 서양의학이 제시한 약물과 함께 투여할 때는 각각의 부작용과 이들이 함께 투여되었을 때 일어날 수 있는 부작용을 염두에 두어야 한다.

먼저 비타민 C를 고용량으로 투여할 때 일어날 수 있는 부작용으로 위장장애와 설사를 들어볼 수 있다. 서양의학의 약물들을 복용하다 보면 위장장애를 경험할 때가 있다. 예를 들어 아스피린을 복용하는 사람들이 있다고 하자. 아스피린은 자주 투여하면 인체 내의 비타민 C를 감소시킨다. 그래서 아스피린을 많이 쓰는 사람들은 비타민 C를 보충해주는 것이 좋다.

한편, 아스피린 투여로 속이 거북하고 위장장애가 느껴지는 사람들도 있지만, 아스피린만으로는 그다지 큰 위장장애를 느끼지 않다가 아스피린과 비타민 C를 한꺼번에 복용하면, 속쓰림이나 위장장애가 나타나는 사람들도 있다. 이럴 때는 아스피린을 복용하는 시간과 비타민 C를 복용하는 시간을 달리해야 한다. 적절한 시간 차를 두고 투여해서 이들이 만나서 야기할 수 있는 상승 부작용을 차단해야 한다.

기존 서양의학의 약물 투여로 위장장애를 느끼는 사람들이 있다면 비타민 C 투여 시간을 조절해 보고 그 방법도 해결책이 되지 않으면 아스코베이트 나트륨 형태의 비타민 C를 복용하는 것이 차선책이 될 수 있다.

일반인들이 흔히 사용하고 있는 약물 중에 아스피린처럼 체내의 비타민 C 소실을 야기할 수 있는 약물을 하나 더 들어보자면 에스트로겐을 함유하고 있는 피임약을 들어볼 수 있다. 이러한 피임약은 일단 시작하게 되면 지속적으로 투여해야 하고 장기간 투여로 들어서게 되면 비타민 C 보충이 필요하게 된다. 그래서 에스트로겐이 함유된 피임약을 장기간 사용하고 있는 사람들이 있다면 비타민 C를 보충해 주는 것이 좋다.

한편 비타민 C와 함께 투여되었을 때 주의를 기울여야 하는 약물이 있다. 바로 항응고제인 와파린(Warfarin)이다. 미국 내에서는 쿠마딘(Coumadin)이라는 상품명으로 알려져 있는 이 약물을 투여하고 있는 사람들은 비타민 C 복용에 주의를 기울여야 한다.

와파린은 혈액이 혈관 내에서 쉽게 응고되는 것을 방지하기 위해 투여되는 항 혈액응고제다. 심혈관계 질환을 가진 사람들이나 심장판막을 이식한 사람들, 그리고 혈관 내에서 혈액이 혈전을 잘 형성하는 사람들에게 흔히 처방되는 와파린은 혈액 검사를 통해 적절한 용량이 처방된다. 이렇게 와파린을 복용하고 있는 사람들이 비타민 C를 고용량으로 복용할 때에는 주의를 기울여야 한다.

비타민 C가 고용량으로 투여되면 와파린의 작용을 저해하여 약효를 감소시킬 가능성이 있기 때문이다. 한 환자의 임상 예를 통해 소개된 보고서는 이렇게 전하고 있다.

"와파린을 투여하고 있는 환자가 있었는데 와파린이 제대로 작동하지 않아서 그 이유를 찾아가다가 환자가 비타민 C를 복용하고 있다는 사실을 알아내었다. 환자에게 비타민 C 복용을 중단하게 한 후 다시 측정한 혈액 응고 검사에서 환자의 혈액 응고 검사치는 정상적으로 회복되어 와파린이 다시 제대로 작동한다는 것을 확인했다."

비타민 C와 항응고제 와파린은 다음과 같은 상호작용을 통해 항 혈액 응고제의 효과가 저해된다.

혈액 내의 혈액 응고 인자 중 2, 7, 9, 10, 단백질 C, 단백질 S는 간에서 만들어질 때 비타민 K를 필요로 한다. 비타민 K는 혈액 응고 인자를 활성화시키고 이 과정 중에 산화된다. 이 산화된 비타민 K는 환원되어야 다시 정상작동을 하는데 이 과정을 와파린이 막아선다. 이렇게 와파린이 비타민 K의 원상회복을 차단하면 비타민 K는 정상작동을 하지 못해 혈액 응고 인자를 활성화 하지 못하게 되고 이렇게 되면 혈액 응고 인자 감소로 혈액이 잘 뭉치지 않게 되는 것이다. 그런데 이 과정 중에 고용량의 비타민 C가 들어가면 와파린이 막아선 환원반응을 비타민 C

자신이 전자를 내어주며 환원시켜 풀어버린다. 이렇게 되면 와파린에 의해 차단되었던 혈액 응고 인자 생성이 다시 가동되고 묽어지던 혈액은 다시 원상 복귀된다.

그래서 비타민 C와 와파린을 함께 복용하는 사람들이 있다면 담당 전문의에게 비타민 C 복용을 이야기하고 비타민 C를 함께 투여했을 때와 비타민 C 투여를 중단했을 때의 혈액 응고 검사치를 비교해야 한다. 그래서 차이가 있다면 이를 토대로 적절한 양의 와파린 용량을 찾아가야 한다. 그리고 비타민 C를 투여하던 사람이 갑자기 투여를 중단하면 와파린의 기능이 항진되어 출혈의 가능성도 생기게 되니 비타민 C 메가도스를 시행하는 사람들은 담당 의사와 투약을 잘 상의해야 한다.

기존의 의학은 와파린을 사용하고 있는 사람들에게 하루 비타민 C 복용량을 1g으로 줄이고 혈액 응고 검사를 통해 혈액 응고 시간을 측정해 나갈 것을 권장하고 있다.

어떤 회사의 비타민 C 제품을 택해야 하는가

비타민 C 시장을 들여다보면 자연의학이 만날 수밖에 없는 구조적 한계를 그대로 들여다볼 수 있다. 의학이 외면한 가운데 의학의 문외한들에 의한 자의적 해석이 시장을 끌어가면서 의학 아닌 의학으로 자리매김 되어버렸다. 여기에 배운 자들의 위선과 가진 자들의 탐욕이 결합되면서 악화가 양화를 구축하는 일까지 생겨나고 있다.

서양의학의 처방약들은 오리지널과 카피 약으로 나뉘는데, 특허가 부여된 기간에는 오리지널 약이 독점을 하며 시장을 끌어간다. 이후 품질관리가 제대로 이루어진 카피 약들도 오리지널에 준하는 약효동등성을 테스트 받고 시장으로 들어선다. 그런데 자연의약 시장에는 이러한 관리 제도가 없다. 약효를 검사하려는 곳도 없고 검사하라고 지시하는 곳도 없다. 어느 것이 좋은 약이고 어느 것이 질이 나쁜 싸구려 가짜 약인지 알 길이 없다. 그저 만들어낸 곳이 이거라고 이야기하면 이거고 저거라고 얘기하면 저거라고 믿어야 한다. 자연의학에 대한 인식이 아직 걸음마 단계라 사람들은 무엇을 기준으로 품질의 고하를 판단해야 하는지도 모르고 있다. 그저 제약회사의 이야기들을 그대로 믿을 수밖에 없는 것이 지금의 우리나라 자연의약 현실이다.

이제 우리나라도 껍데기를 걷어야 한다. 비타민 C 의학이 의학으로 살아나려면 제약회사들부터 솔직해져야 한다.

우리나라에 비타민 C를 직접 만드는 회사는 없다. 전량을 비타민 C 분말로 수입해서 이를 가공해 타블렛으로 만들거나 용액으로 만들거나 아니면 분말을 그대로 담아내 시중에 판매한다. 그런데 비타민 C 이야기들을 한국에 전하면서 내가 그토록 강조했던 '비타민 C 수입원 명기'라는 원칙을 지키지 않는 제약회사들이 아직도 많다. 사람들에게 수입원이 적혀있지 않으면 회사에 전화해서 물어보라고 했더니 회사에서 기업 비밀이라며 기를 쓰고 알려주지 않는다고 했다.

이건 또 무슨 말인가. 지금 우리나라에 비타민 C는 분명히 식품으로 분류되어 있을 텐데, 그래서 모든 식품에 원산지 표기를 하도록 되어 있을 텐데 어떤 이유로 비타민 C 수입원을 밝히지 않는지 이해할 수가 없다.

음식물에 중국산 파동이 일고 난 후 먹을거리에서 원산지가 중국산인지 아닌지를 잘 살핀다는 이야기를 전해 들었는데 사람들이 건강 증진을 위해 복용하는 약물에 원산지를 표기하지 않고 알려주지도 않는 것은 횡포다. 미국에서 일어난 일을 지켜보면 내가 왜 이토록 비타민 C 제재의 원산지 표기를 주장하는지 짐작할 수 있을 것이다.

라이너스 폴링이 1970년대에 메가 도스의 비타민 C 요법을 주장한 후 미국에는 지금도 수많은 사람들이 고용량의 비타민 C를 복용하고 있다. 미국 시장에 비타민 C를 공급하던 회사는 다국적 제약사 로슈, 독일의 BASF, 그리고 여러 중국 회사들이었다. 전 세계적으로 비타민 C를 만들어내는 회사가 손에 꼽을 정도였는데 열다섯 군데의 중국 회사에서 비타민 C를 만들어낸다는 이야기를 전해 들었을 때 나는 과연 중국산들의 품질관리가 제대로 이루어질까 하는 의문이 들었다.

내가 신뢰하는 미국 회사에 물었다. 비타민 C 분말 1kg에 15 달러이던 시절에 중국산이 2~3 달러 정도라고 했다. 중국산의 품질은 어떠냐고 했더니 한 번은 품질 테스트에서 도저히 사용할 수 없다는 결론을 내리고 전량을 돌려보내기도 했는데 중국산 중에서도 품질이 나은 것을 선별해 사용한다면서 중국산은 다국적 제약사들이 만들어낸 비타민 C에 비해 물에 잘 녹지 않는다고도 했다.

시간이 흐른 후 결국 BASF는 가격 경쟁을 이기지 못하고 비타민 C 시장에서 철수했고 로슈는 비타민 C 사업부문을 DSM이라는 회사에 매각했다. 신종플루가 세상을 휩쓸면서 치료제 시장을 독점하다시피 하고 있는 타미플루를 만들어내는 로슈가 바이러스 질환의 치료제가 될 수 있는 자연의약 비타민 C를 세상에서 제일 많이 만들어내던 회사였다는 사실을 보고 있자면 신 물질과 자연물의 엇갈린 운명을 보고 있는 듯해 씁쓸하다.

BASF가 시장에서 떠나고 로슈도 떠나면서 중국산은 슬그머니 가격을 올려가기 시작했다. 미국의 비타민 C 제조사들은 비타민 C 수입원을 밝힐 필요가 없다 보니 비용이 적게 드는 중국산을 선호하기 시작했고 이를 알 길 없는 소비자들은 적은 비용을 들이고 남는 부분을 마케팅으로 돌리는 중국산 제품들에 더 손이 갔다. 결국 지금 미국 시장에 유통되는 비타민 C 제품의 99%는 모두 중국산이다. 자연의약에서 악화가 양화를 구축해 버린 전형적인 경우다.

로슈로부터 비타민 C 사업부문을 넘겨받은 DSM도 제조공장을 중국에 세우고 있다. 하지만 그곳에서 만들어지는 비타민 C는 제조과정이 잘 관리되고 있어서 DSM은 내가 제일 많이 권하는 비타민 C 원료 제조원이다.

한국의 각 제약 회사들마다 자신들의 제품이 더 낫다고 서로들 주장하고 있다는 이야기를 전해 들었다. 순백색 비타민 C라고 하기도 하고, 순수 비타민 C만으로 만들었다고 하기도 하고, 용해도가 뛰어나다고도 주장한다. 비타민 C 제품이 순백색이 아니면 그건 변질된 제품이고, 비타민 C만으로 알약을 만들었다는 말은 거짓말이며, 용해도가 뛰어나다는 말도 내세울게 못 된다. 비타민 C는 물에 대한 용해도가 뛰어나 물 무게의 1/3에 해당하는 비타민 C가 빠르게 녹아든다. 중요한 건 원료가 되는 비타민 C 분말을 어디에서 가져왔고 타블렛을 만들 때 무엇을 섞어 넣었는가 하는 점이다.

예전에 우리나라에서 사용되고 있는 비타민 C 분말 원료들이 어느 나라로부터 수입되어 들어오는지를 조사해본 적이 있었다. 상당한 양의 비타민 C 분말이 중국으로부터 들어 오고 있다는 사실을 확인했었다. 부디 이러한 중국산 비타민 C 분말이 가축의 사료 용도로만 쓰였기를 바라고, 사람들이 복용하는 비타민 C 제재에 중국산을 사용한 기업이 있었다면, 철저한 품질 검증을 거친 중국산 비타민 C가 사용되었기만을 바랄 뿐이다.

어느 회사의 비타민 C 제품을 선택해야 하느냐는 물음에 대한 대답은 명확하다. DSM으로부터 수입해온 비타민 C 분말을 최소한의 공정만을 거쳐 만들어낸 비타민 C 제품을 선택하는 것이 바른 길이다. 타블렛 형태의 비타민 C는 반짝거리는 코팅을 한 제재는 피하는 것이 좋고 고형제를 많이 섞어 넣지 않은 것들을 선택하는 것이 좋다. 제조과정 중에 부스러져 나가며 불량품이 생겨나는 것을 방지하기 위해 고형제를 더 집어넣고 단단하게 만들려 하는데 이런 제품은 피하는 것이 좋다.

섞여 들어간 모든 것을 알려주는 미국의 비타민 C 제품과 달리 우리나라는 제약회사들이 무엇을 섞어 넣었는지 얘기하지 않아 이를 판단하기도 어려운 것이 현실이다. 고형제를 10% 정도 집어넣는다고 생각하면 하루 10g의 메가 도스를 시행하는 사람은 하루 1g의 고형제를 먹게 된다. 타블렛 1g 한 알이 고스란히 고형제라는 이야기다. 고형제는 인체 내 흡수가 되지 않는다. 고스란히 대장으로 내려간다는 이야기인데 이 고형제가 365일 대장 속에 머물다가 지나친다고 생각하면 그리 반가운 이야기가 아니다.

한국의 비타민 C 회사들에게 메가 도스용으로는 분말을 가공하지 말고 그대로 포장해 시장에 내 놓으라고 얘기하지만 여전히 메가 도스에 적합하지 않은 타블렛 형태의 비타민 C를 메가 도스용으로도 사용한다고 얘기하고 있다. 이제 우리나라도 바뀔 때가 되었다. 지식인들도 이제 더 이상 원리 원칙도 없는 제약회사들의 그림자 마케팅의 들러리가 되지 말아야 한다. 이 책의 출간을 계기로 이제 한국에서도 제대로 된 비타민 C 치료법이 자리를 잡아야 한다.

비타민 C의 아버지 라이너스 폴링

비타민 C 이야기가 나오면 전 세계 어느 나라를 막론하고 어김없이 등장하는 사람이 바로 라이너스 폴링이다. 라이너스 폴링이 어떤 일을 했던 사람이었는지 그가 이룩한 일들에는 어떤 것들이 있는지 알지 못하는 사람들까지도 폴링을 기억하고 있을 정도로 폴링은 비타민 C 운동의 대부였다.

원래 그는 화학을 전공한 과학자였다. 심한 빈혈과 합병증을 불러오는 겸상적혈구증의 실체를 밝히고 변형 단백질의 구조를 알아내는 등 현대 화학의 한 축을 끌어가고 있던 사람이었다. 화학 분야에서 이룩한 업적으로 폴링은 노벨화학상을 받기도 했다.

이후 폴링은 사람 유전자의 골격을 이루고 있는 DNA 구조 규명에도 뛰어들었고, DNA가 세포의 핵 속에서 어떤 형태로 이루어져 있는지를 탐구해 나가면서 자신의 생각과 실험 자료들을 세상에 알려가기 시작했다. 그런데 폴링이 DNA 구조 연구를 진행해 가던 즈음에 미국 정부로부터 출국금지 조치를 당하고 여권을 빼앗기게 된다. 이유는 그가 반전 운동을 주도하는 사회운동가였기 때문이다. 그 후 폴링은 해외에서 열리는 학회에 참가할 수 없게 되었고, 학계와 실험실로부터 한 발짝 물러설 수밖에 없었다. DNA 구조는 결국 연구를 지속해간 와트슨과 크릭에 의해 규명되었다.

폴링의 자료들이 와트슨과 크릭의 DNA 발견에 큰 도움을 주었다는 점을 세상이 인정하고 있고, 와트슨과 크릭 역시 자신들이 DNA 구조를 발견할 수 있었던 것은 폴링의 도움이 컸다고 얘기한다. 만약 폴링이 자유롭게 연구를 지속할 수 있었다면 DNA 구조의 발견은 폴링의 몫이었을 것이며, 또 한 번의 노벨상을 수상했을 것이라고 말하는 사람들이 있을 만큼 폴링은 '시대의 석학' 이었다.

그의 반전반핵 운동의 한 단면을 보여주는 일화가 있다. 일본이 아무런 선전포고도 없이 미국 하와이의 진주만을 공습하던 무렵이었다. 그 시절 폴링의 집에는 일본인이 정원사로 일하고 있었다. 진주만 공습이 있은 후, 미 정부는 일본인들을 격리 수용하기 시작했다. 폴링의 집에서 일하는 정원사도 수용소로 가야 했다. 폴링은 미 정부의 명령을 거부하고 집 앞에 붉은 글씨로 "미국인들이 사망했다. 하지만 우리는 일본인들을 사랑한다."는 글을 내걸면서 일본인 집단 격리 수용을 반대했고 반전반핵 사회운동을 펼쳐나갔다.

폴링은 공동 수상이 아닌 단독 수상으로 노벨상을 두 번 받은 유일한 사람이다. 그런 그가 비타민 C 운동을 강하게 펼쳐나갔던 것은 자신의 체험과 음지에 버려져 있던 비타민 C 연구 기록들을 발굴하면서부터다. 비타민 C에 난치병을 치유해 낼 희망이 살아있다는 것을 발견했기 때문이다. 《비타민 C와 감기》라는 책을 시작으로 펼쳐간 그의 비타민 C 보급 운동은 기존 의학계의 거센 반발에 부딪쳤지만, 93세의 일기로 세상을 떠나던 1994년까지 멈추지 않고 지속되었다. 세상을 떠나는 순간까지도 폴링은 투병하던 침대의 머리맡에서 전화로 비타민 C 연구를 진두지휘해 나갔다.

비타민 C의 치유력을 받아들이지 않는 의학계와의 전쟁을 마다하지 않고 숱한 조소와 비난에도 굴하지 않으면서 비타민 C의 참모습을 알리려 했던 사람이 바로 라이너스 폴링이다.

이제 그는 노벨상 수상자라는 이름보다 비타민 C 운동의 아버지로 세상에 더 많이 알려져 있다. 훗날 그의 논리가 기존 의학에 받아들여져 비타민 C가 치료의학으로 자리매김 되는 날, 그의 이름이 다시 한 번 세상에 울려 퍼질 것이다.

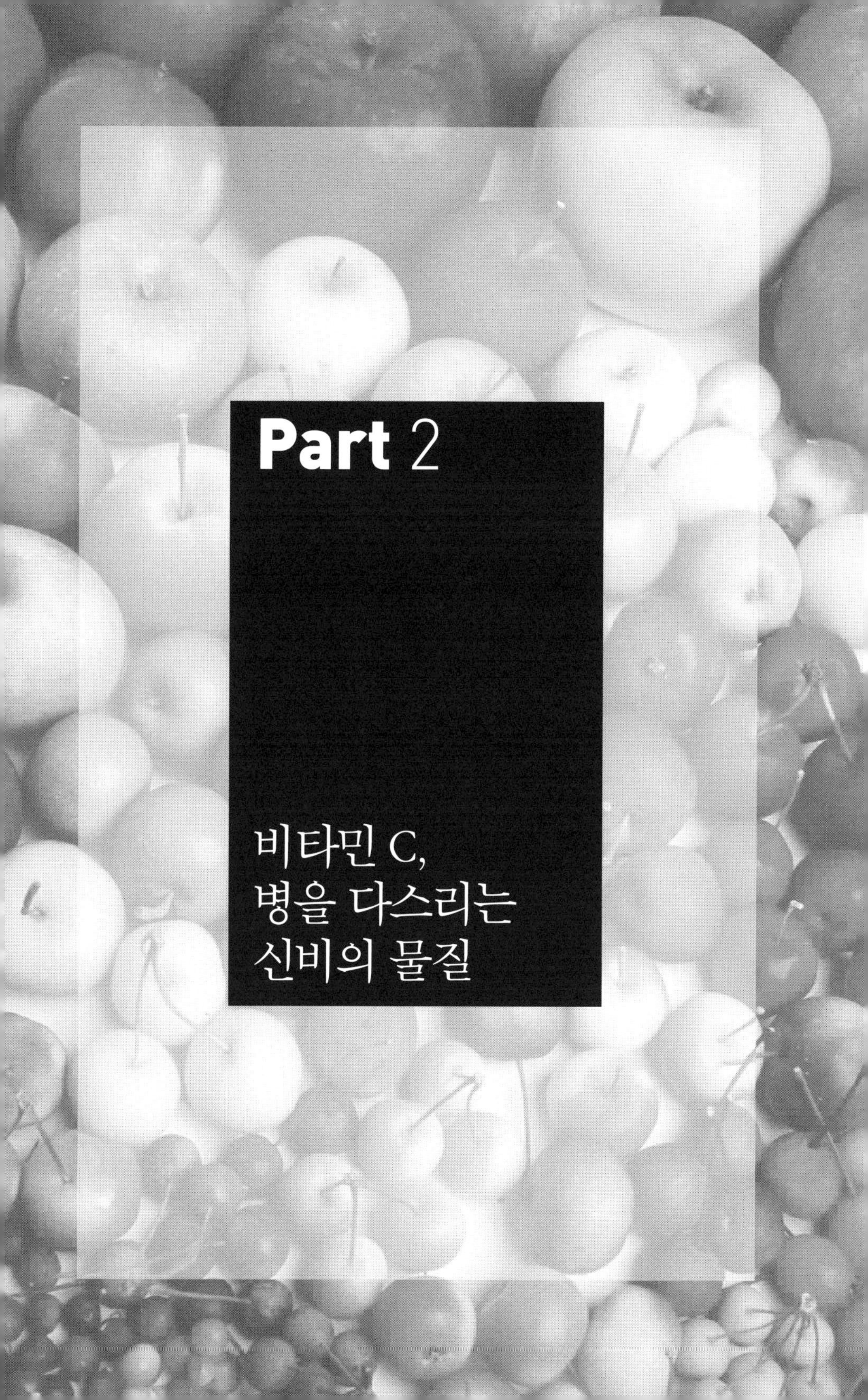

Part 2

비타민 C, 병을 다스리는 신비의 물질

비타민 C는 감기를 예방하고 치료한다

미국에서 비타민 C 바람이 세차게 불기 시작한 것은 1970년 라이너스 폴링이 《비타민 C와 감기》라는 책을 발간하면서부터였다. 물론 그 이전에도 비타민 C를 환자의 치료에 직접 이용하는 의사들이 있었고 이들의 임상 경험과 연구 결과들을 통해 그 유용성이 알려져 있던 터였지만, 이를 대중화한 것이 바로 폴링이었다. 폴링이라는 이름이 가지는 카리스마와 기존 의학계가 정면으로 부딪치면서 비타민 C 고용량 복용법에 대한 찬반론으로 미국 전체가 들끓기도 했다.

그런데 이 폴링이라는 과학자와 주류 의학계 의사들의 정면 대결을 돌아보면 묘한 부분을 발견할 수 있다. 철저한 과학자였던 폴링이 사람을 바라보는 의학을 토대로 비타민 C 고용량 복용법을 주장해 나간 반면, 주류 의학계의 의사들은 철저하게 과학으로 일관하며 폴링의 논리를 반박했다. 폴링이 과학을 뛰어넘어 의학으로 다가왔지만, 주류 의학계의 의사들은 의학을 떠나 과학이라는 울타리 속으로 넘어 들어가 버린 셈이었다.

의사들이 객관적 수치를 재고 주관적 증상을 검사치로 풀어내려 한 반면, 폴링은 비타민 C가 사람을 감기로부터 보호할 수 있다는 이야기를 한 것이다. 비타민 C와 감기에 대한 논란도 결국 의학의 눈으로 바라보는 과학자와 과학의 눈으로 들여다보는 의사들의 논쟁으로 생각하면 크게 틀리지 않는다.

폴링이 말했던 것은 비타민 C를 먹으면 감기에 걸리지 않는다는 이야기가 아니었다. 비타민 C를 늘 가까이 하면 감기에 걸리는 횟수가 줄어들고 감기에 걸려도 그 증상이 심하지 않게 되고 감기로 인한 합병증도 막아낼 수 있다는 이야기였다.

감기에 걸렸을 때, 초기 단계에 비타민 C 복용량을 늘리면 증상이 완화되고 그 투병 기간도 줄어든다. 감기는 극히 주관적인 질환이고 그 증상의 정도를 수치로 재어낸다는 것이 불가능하다. 그간 비타민 C와 감기와의 관계를 조사한 보고서들을 보면 '85%에서 비타민 C의 효과가 있었다' 는 보고서부터 '감기에 대한 효과를 하나도 찾아볼 수 없었다' 는 보고서까지 함께 등장하는 것이 현실이다.

일 년 내내 감기가 떠나지 않는 사람이나 늘 감기 같은 잔병치레를 하는 사람, 콧물이 흐르고 기침이 잦은 아이들에게 비타민 C를 투여해 보면 그 확연한 효과를 알 수 있다. 비타민 C가 면역체계를 탄탄히 해 감기와 같은 바이러스 질환에 커다란 효과를 나타낸다는 것은 이론의 여지가 없는 사실이다.

주로 추운 겨울에 감기가 잦은데, 미국의 조사보고를 보면 동북쪽에 위치한 여러 주들과 늘 온화한 기후를 보이는 남쪽 지역들을 비교했을 때, 추운 동북쪽 지역에서 감기에 걸리는 빈도가 20% 가량 더 높게 나타났다. 당연한 이야기인 듯하지만 한 가지 주지해야 할 것은 추운 날씨 자체가 감기를 불러오지는 않는다는 점이다. 하지만 추운 날씨일 때 감기에 더 잘 걸리는 이유 중 하나로 비타민 C를 들 수 있다.

날씨가 추워지면 체내에 비타민 C 소모량이 커지는 데 반해 몸을 지켜줄 비타민 C의 섭취량은 신선한 채소의 감소로 인해 더욱 줄어들게 된다. 비타민 C가 더 많이 필요한데 거꾸로 비타민 C가 더 적게 몸속으로 들어오는 것이다.

비타민 C는 감기라는 비가 내릴 때 이를 받쳐주는 우산과 같다. 하늘이 흐린 날 우산을 챙기듯, 추운 겨울날에는 비타민 C 챙기는 일을 잊어서는 안 된다.

비타민 C에는 놀라운 간염 치료효과가 있다

비타민 C로 환자들을 치료해 온 여러 의사들 중 대표적인 두 사람으로 닥터 클레너와 닥터 캐스카트를 들 수 있다. 닥터 클레너가 세상을 떠난 후, 그의 임상자료들을 토대로 비타민 C 치료법을 전수 받아 수만 명의 환자들을 치료했던 닥터 캐스카트. 그가 세상을 떠난 지도 2년 여가 지났다. 닥터 캐스카트는 생전에 간염 환자들을 비타민 C로 치료해 낸 경험을 바탕으로 비타민 C가 간염 환자들을 치유할 수 있다고 자신 있게 말했다.

닥터 클레너는 급성 간염 환자에게 비타민 C를 투여하면 2~4일 정도 후에는 정상 생활로 복귀할 수 있을 만큼 비타민 C가 간염 치료에 큰 효과를 나타낸다고 이야기했다. 닥터 클레너의 뒤를 이어 비타민 C를 이용한 간염 치료에 성공을 거두었던 닥터 캐스카트의 이야기를 한 토막 들어보자.

"비타민 C가 대단히 잘 듣는 질병으로는 바이러스성 간염을 들 수 있다. 비타민 C는 바이러스성 간염 치료를 수월하게 만든다. 다른 질병들과 달리 간염은 간 기능 검사를 통해 객관적 수치를 부여할 수 있어 비타민 C의 효과를 쉽게 재 볼 수 있는데, 비타민 C가 있고 없고에 따라 간염의 진행 상황은 커다란 차이를 보인다. 간염의 정도를 나타내주는 여러 가지 효소들을 측정해서 이를 기록해 나가다 보면 비타민 C가 간염의 진행상황에 미치는 영향을 쉽게 알 수 있다.

물론 바이러스성 간염 중에는 그 정도가 심하지 않아서 환자가 황달기가 조금 있을 뿐 그리 심각한 상태가 아닌 경우도 있다. 하지만 여기서 내가 말하는 환자들 중 최소한 20명 이상은 간염이 대단히 심해서 아무런 일상생활을 할 수 없는 중증의 환자들이었다. 이런 환자들도 비타민 C를 3~5일 정도 투여하자 간염으로부터 회복되었다. 일반적으로 황달이 완전히 없어지는 데는 6일 정도가 걸렸다. 소변 색깔은 비타민 C를 투여한 지 2~3일 만에 정상으로 돌아왔다."

클레너와 캐스카트는 아스코베이트 나트륨 정맥 주사액을 주무기로 하고 비타민 C 분말 복용을 보조무기로 하여 간염 치료에 임했고 두 사람 모두 성공을 거두었다. 그렇다면 이렇게 객관적인 수치로 잴 수 있는 비타민 C의 간염 치료 효과가 왜 의학으로 들어오지 못하고 한지에서 잠을 자고 있는 것일까?

캐스카트가 이를 묻는 사람들에게 털어놓은 대답을 보면 "왜?"라는 물음에 대한 답이 나온다. 그간 비타민 C를 이용해 치료에 성공했던 임상 예들을 정통 의학 저널을 통해 발표한 적이 있느냐는 물음에 대한 캐스카트의 대답이다.

"그러지 못했다. 여러 저널에 발표하려 노력했지만 내 논문은 번번이 거절당했다."

"그 논문을 심사한 사람들이 뭐라고 했나? 대부분의 저널들은 편집자가 논문을 심사할 사람들을 그 분야에 익숙해 있는 사람들로 뽑아 제출된 논문들을 보여주고 그 사람들의 논문에 대한 생각들과 비판을 다시 받아 논문을 제출한 사람에게 논문 심사인들을 익명으로 해서 전달한다. 의학 저널들도 그러한 절차를 밟는 것으로 알고 있다."

"나의 경우에는 논문이 이유 없이 단호하게 거절당했다."

"어떤 이유였는지 아무런 설명도 없었다는 말인가?"

"그렇다."

"그렇다면 그건 기득권 세력의 배타주의라고 볼 수 있지 않은가? 이에 대해 언급할 것은 없나?"

"모르겠다. 그러한 결정에 참가한 의사들이 나의 임상 예들이 사실이 아니라고 믿고 있는 것이 틀림없다."

"그렇다면 그 사람들은 인공 관절 개발로 국제적인 명망을 얻고 있는 의사가 모든 사실을 인위로 만들어 거짓으로 전하고 있다고 생각하는 것이 아닌가? 감기, 독감, 간염, 단핵구증 등 의과대학 2학년만 되어도

다 알 수 있을 정도로 흔한 병들에 대한 임상 예들을 믿지 않는다는 말인가?"

"그렇다. 그 사람들은 아예 믿지를 않는다. 그들은 내가 내 자신을 속이고 있다고 생각한다."

이것이 바로 비타민 C가 성벽처럼 솟아 있는 기존의학의 벽을 넘어서지 못하고 있는 이유다. 바이러스 질환에 무기력하게 대응하며 해법을 찾지 못하고 있는 의학은 이제 비타민 C를 끌어안아야 한다. 간염 환자들의 투병 기간을 단축하고, 일상생활로의 복귀를 빠르게 하고, 만성 간염으로 빠져드는 것을 조기에 차단하기 위해서라도 비타민 C는 간염 치료제로 받아들여져야 한다.

비타민 C는 여드름에 효과적이다

눈은 마음의 창이라는 말이 있다. 눈망울을 바라보면 그 사람의 마음을 읽을 수 있다는 말일 것이다. 눈이 마음의 창이라면 피부는 우리 몸의 창이라고 말해볼 수 있다. 피부색만으로도 그 상태를 가늠해볼 수 있는 질병들이 있을 만큼 우리가 들여다 볼 수 없는 몸속이 피부를 통해 드러나게 되기 때문이다.

여드름 역시 피부 질환이지만 그 원인은 피부 속 깊은 곳에 있다. 언젠가 한 친구가 이런 우스개 소리를 한 적이 있다.

"여드름 환자가 찾아오면 치료를 시작하기 전에 여드름은 체질이라는 얘기를 해줘. 치료를 좀 하다 보면 여드름이 왜 사라지지 않느냐고 조급해 하는 사람들이 있지. 그러면 난 체질이 하루아침에 바뀌느냐고 얘기를 해주지."

당시에는 그냥 웃고 말았지만 그의 말 속에는 진리가 숨어 있다. 여느

름은 피부질환이긴 하지만 사람 몸속을 잡아주지 않으면 물리치기가 어려운 속병이기도 하다. 사람이라는 밭이 변하면서 여드름을 안게 되는데, 거기에 세균들이 자라거나 이물질들이 자극을 하기 시작하면서 상태가 악화된다.

병이라고 말하기도 어색한 이 여드름에도 비타민 C가 좋은 효과를 나타낸다. 병원을 다녀도 치료기간이 한 달을 넘어서기가 십상인 이 여드름은 외모에 신경을 쓰는 젊은이들에게 심각한 고민으로 다가서기도 하고 심한 경우에는 흉이 생기거나 모공 확장이라는 후유증을 만들어내기도 한다. 이래저래 골칫거리가 되는 '병 아닌 병' 인 셈이다.

비타민 C를 복용하면 혈액 속에 들어간 비타민 C가 피부 가까이로 흘러들어와 여드름이 자라나는 곳을 청소하기 시작한다. 이를 통해 염증을 완화시키고 세균 번식을 막으면서 여드름을 잡아나간다. 비타민 C 복용으로 사람이라는 밭 전체의 방어력이 커지면서 여드름도 힘을 잃게 되어 발을 붙일 곳이 없어지게 되는 것이다.

이때 비타민 C 제재를 함유한 연고나 로션을 여드름 부위에 발라주면 여드름 치료 효과가 더 크게 나타난다. 비타민 C를 복용하면 혈액 속으로부터 걸어 나온 비타민 C가 피부 쪽을 향해 퍼져 나오는데, 여드름을 5층 건물로 비유해 보면 혈액이라는 차를 타고 온 비타민 C가 피부 아래쪽인 1층에 모여 있다가 조금씩 위층으로 올라오는 이치다. 이 때, 1층에 가장 많이 머물고 위층으로 갈수록 비타민 C를 보기가 힘들어지게 되는데, 5층 옥상에서 비타민 C 연고를 실어 내려주면 이들이 아래로 내려오면서 아래에서 올라오는 비타민 C와 조화를 이루며 여드름 치료에 상승 작용을 나타내는 것이다.

주위에서 비타민 C를 이용한 연고와 화장품들을 쉽게 찾아볼 수 있다. 비타민 C를 지용성 물질과 섞어서 피부를 통과할 수 있게 만든 뒤, 여드름 속으로 들어가 피부 속에서 분리되게 하는 제재들이 대부분이다. 여드름 치료를 위한 비타민 C는 장이 견디는 용량까지의 고용량으로 복용할 필요도 없다. 하루 3~6g의 수준에서 그 효과를 가늠해 보고 적절하게 가감하면 여드름을 물리치는데 큰 도움을 받을 수 있다.

비타민 C는 당뇨병으로 인한 합병증을 막아준다

닥터 캐스카트는 비타민 C의 효과를 가장 객관적으로 재 볼 수 있고 그 효과를 눈으로 확인할 수 있는 질환으로 간염을 얘기한다. 누군가 내게 비타민 C의 효과를 객관적으로 재 볼 수 있는 질환들을 들어보라고 하면 나는 간염과 함께 주저 없이 당뇨병도 이야기한다. 혈당이 조절 되느냐 안 되느냐, 당뇨병으로 인한 합병증에 효과가 있느냐 없느냐 하는 사실만으로도 비타민 C의 효과를 객관적으로 검증할 수 있기 때문이다. 누군가 백번을 되묻는다 해도 주저 없이 당뇨병 환자들에게는 비타민 C가 투여되어야 한다고 자신 있게 말할 수 있을 만큼 당뇨병에서의 비타민 C 효과는 뚜렷하게 나타난다.

폴링의 이야기들이나 감염성 질환의 치료에 치중했던 닥터 캐스카트의 임상 예에서는 비타민 C의 당뇨병에 대한 효과를 찾아내기가 힘들지만, 시간을 거슬러 올라가 닥터 클레너의 임상기록들을 찾아보면 거기에 비타민 C의 당뇨병에 대한 효과가 잘 드러난다. 클레너는 17년간 하루 10g의 비타민 C로 당뇨병 환자들을 치료해온 경험을 이렇게 말한다.

"우리들이 치료한 모든 당뇨병 환자들의 60%가 적절한 식이요법과 하루 10g의 비타민 C로 혈당 조절이 가능했다. 나머지 40%의 환자는 비타민 C를 복용하고 난 후 혈당 조절에 필요한 인슐린 주사나 먹는 혈당강하제의 양이 현저히 줄어들었다."

클레너는 모든 당뇨병 환자들에게 비타민 C가 효과를 나타낸다고 자신 있게 말한다. 이처럼 평생을 환자들의 치료에 전념했던 한 의사가 주저 없이 100%에서 효과가 있다고 말할 때는 의학이 이를 진지하게 받아들여야 하는데, 의학은 당뇨병에 대한 비타민 C의 치유력을 받아들이지 않았다.

비타민 C가 당뇨병에 효과가 있다는 것은 기니피그와 원숭이 등을 이용한 동물실험에서도 수없이 확인되었고, 클레너가 아닌 다른 사람들의 임상 예에서도 그 효과가 드러났다. 1934년 미국의 찰스 킹은 기니피그에게 필요한 양에 못 미치는 비타민 C를 주면 인슐린을 만들어내는 랑게르한스섬이 파괴되기 시작한다는 걸 보여주기도 했다. 이를 시작으로 30년 넘게 이어졌던 비타민 C 연구 결과들을 보면 인슐린이 체내에서 제대로 작동하기 위해서는 비타민 C가 꼭 필요하다는 사실을 알 수 있다.

클레너는 비타민 C를 복용하지 않는 당뇨병 환자들에게서 임상으로 드러나지 않는 괴혈병 증상이 나타난다고 말했다. 이 때문에 당뇨병 환자들은 상처가 나도 잘 아물지 않는다는 것이 클레너의 해석이다. 그리고 이 해석은 정확했다. 당뇨병 환자들에게 비타민 C를 투여한 후 상처가 아무는 시간을 비교해 보면 그 확연한 차이를 느낄 수 있다. 비타민 C는 당뇨병 환자들에게 혈당을 조절해 줄 뿐만 아니라, 상처가 나도 빠르게 아물 수 있게 해주는 물질이다.

당뇨병 환자들에게는 하루 10g의 비타민 C 분말이 식이요법이나 운동요법, 혈당강하제와 함께 쓰여야 한다. 물론 비타민 C만으로 당뇨병이 치료되는 것은 아니다.하지만 비타민 C는 당뇨병 치료에 빠져서는 안 될 필수품이다. 백내장을 비롯한 당뇨병의 여러 합병증을 막아서기 위해서도 꼭 필요한 것이 바로 비타민 C이다.

위염, 위암, 헬리코박터 그리고 비타민 C

오랫동안 속쓰림이나 복통이 지속되어 병원을 찾으면 흔히 듣게 되는 질환이 위염이다. 이 위염은 한동안 심인성으로 유발되는 것으로 여겨지며 그 치료법도 위산 분비를 억제하는 시각에 고정되어 있었다.

위염을 바라보는 이 같은 시각은 1982년 헬리코박터 파일로리라는 박테리아가 발견되면서 바뀌기 시작한다. 위장 속 위장 점막의 점액층에 기생하는 박테리아인 헬리코박터가 위염을 불러일으키는 한 원인이 될 수 있다는 사실이 확인되면서, 기존의 치료법에 헬리코박터를 죽이기 위한 항생제 요법이 더해지게 된 것이다.

이와 더불어 헬리코박터 감염이 오랫동안 지속되면 위암의 원인이 될 수 있다는 사실이 알려지면서 현대의학은 위염 환자들에게서 이 헬리코박터 감염 여부를 위장 조직 검사나 요소 호기 검사 등을 통해 확인하는 것을 잊지 않는다. 1994년부터는 인체를 감염한 헬리코박터가 발암 물질로 분류되었다.

한국에서 위암은 가장 많이 발생하는 암으로 보고되어 있고 암으로 인한 사망률로 따지자면 두 번째에 해당할 정도로 많이 발생하고 있으며 가져다주는 고통도 큰 질환이다. 그런데 여기서 한 가지 주목할 사실은 한국 성인들을 조사해보면 80%에 해당하는 사람들이 헬리코박터에 이미 감염되어 있다는 사실이다. 헬리코박터에 감염되어 있다고 해서 모든 사람들이 다 위염에 걸리는 것은 아니지만 헬리코박터가 위장 속에 기생하고 있다는 사실은 곧 잠재적인 위험요소를 안고 살아가고 있다는 말이 된다.

헬리코박터가 장기간 위장 점막 속에 머무르게 되면 우리 몸은 이를 제거하기 위한 면역 반응을 일으키게 된다. 백혈구가 동원되고 염증반응이 활발하게 진행되면 위장 점막 세포들이 있는 곳 주위는 싸움터가 되고 헬리코박터를 죽이기 위해 중성백혈구와 탐식세포로부터 뿜어져 나온 활성산소와 자유기 같은 살상무기들은 부메랑이 되어 위장 점막 세포들에게로 돌아온다. 이 자유기들은 인근에 있는 세포들의 세포막을 손상시켜 위장 점막을 파괴하고 세포 내 DNA에 산화손상을 가져올 수 있어 이 염증이 오래 지속되면 유전자 변이를 통한 위암 발생의 가능성이 커지는 것이다.

이러한 헬리코박터의 번식을 막아줄 수 있는 물질이 바로 비타민 C다. 헬리코박터에 감염되어 있는 사람들의 위액 속 비타민 C 농도를 살펴보면 헬리코박터 감염이 없는 사람들의 위액 속 비타민 C 농도에 비해 떨어져 있다. 또한 위염이나 위암을 가진 사람들의 위액 속 비타민 C 농도도 정상인의 그것에 비해 역시 떨어져 있다. 이처럼 위액 속의 비타민 C 농도는 위장질환과 밀접한 관계를 가지고 있다.

비타민 C의 헬리코박터에 대한 억제 작용은 시험관 속 실험과 동물실험을 통해서도 확인되었다. 활성산소와 자유기를 중화해 내는 항산화 작용 이외에도 비타민 C에는 헬리코박터의 번식을 막는 능력도 있다. 비타민 C를 적절하게 섭취하면 헬리코박터가 위장점막에 자리 잡고 있다 하더라도 헬리코박터에 의한 병리적 현상들을 막을 수 있다. 서울대학교 의과대학에서 행한 역학조사를 살펴보면 비타민 C 섭취가 많은 사람들은 헬리코박터가 위장 점막 속에 자리 잡고 있다 하더라도 위암 발병률은 떨어진다고 보고되어 있다.

증상이 없다 하더라도 헬리코박터 감염증을 가진 사람들, 위염이나 위암에 대한 위험요소들을 가진 사람들은 비타민 C 복용을 시작해야 한다. 비타민 C는 헬리코박터로 인해 일어나는 병리현상들을 막을 수 있는 물질이다.

비타민 C는 최상의 변비 치료제다

변비로 고생하고 있는 사람들이 생각 밖으로 많다. 한두 번, 하루 이틀에 그치는 것이 아니라 여러 만성 질환들과 차이가 없을 정도로 긴 세월을 고생해온 사람들이 너무도 많다. 이 정도면 변비도 성인병이라고 해야 하지 않을까 할 정도로 남들에게 말 못하며 고민해온 사람들이 많다. 변비약을 써보기도 하지만 화장실의 괴로움을 덜어내기에는 역부족이고 효과도 미미하다는 얘기를 하는데, 비타민 C 같은 최상의 변비 치료제가 있다는 사실을 사람들이 알지 못하는 것이 무척이나 아쉽다.

레지던트 시절에 대장 조직 슬라이드를 보면 대장 세포들 중에 검은 갈색으로 착색이 되어 있는 세포들을 관찰하게 될 때가 있었는데, 이 세포들에 나타난 현상이 변비로 고생하며 변비약을 상용하는 사람들에게 나타나는 대장 조직 세포들의 착색이라는 것을 알게 되었다. 속앓이를 하는 만큼 장도 속으로 멍이 들어가는구나 하고 생각했다. 쾌변으로 이어져야 하루가 개운할 텐데 배출의 고통이 따라 다닌다면 그것도 참 견디기 힘들 것이라는 생각을 했다. 변비 환자들 중에 여성들이 의외로 많다. 물을 많이 마시고 채소를 많이 먹으라고 조언해도 그 얘기를 잘 듣지 않는다는 변비 환자들. 이 사람들에게 비타민 C는 구세주라고 해도 과언이 아니다.

비타민 C의 변비 치유 효과는 100%에 가깝다고 해도 과언이 아닐 정도로 강력하다. 의사들도 환자들도 그 용법을 제대로 이해하지 못하고 있어서 알려지지 않았을 뿐, 변비 환자들에게 비타민 C 용법을 잘 지도해 나가면 100%에 달하는 환자들을 변비로부터 탈출시킬 수 있다. 비타민 C 요법에 반응을 보이지 않는 변비는 없다.

비타민 C의 변비 해소 메커니즘은 간단명료하다. 대장 내시경이나 대장 수술을 앞두고 관장을 하는 것에 비유해 볼 수도 있는 비타민 C의 작용기전은 사람의 몸이라면 모두 반응을 하는 기본적인 삼투압의 원리를 밑바탕으로 하고 있기 때문에, 여기에 반응을 보이지 않는다면 사람의 몸이 아니라는 우스개 소리를 해볼 수도 있다.

비타민 C를 복용하면 비타민 C는 빠르게 용해되어 위장관 점막세포로 흡수된다. 입 속에서부터 시작되는 비타민 C 체내 흡수는 위장과 소장을 거치며 그 고유한 전달체를 매개로 체내로 옮겨진다. 위장관 내에서 광범위하게 진행되는 비타민 C 흡수는 소장에서 최고조에 달한 후 대장으로 내려가게 된다. 위장과 소장을 거치며 흡수되지 않고 남아있는 비타민 C의 양이 대장의 흡수력을 넘어서게 되면 이 여분의 비타민 C

는 대장을 통과해 배설되게 된다. 이렇게 대장을 거쳐나가는 비타민 C는 그대로 버려지는 것이 아니다. 흡수 되지 않고 남은 배설물들의 전쟁터가 되어 있는 대장 속에서 대장을 지켜주는 파수꾼 역할을 한다. 정상균주가 아닌 병원균의 증식을 억제하고 활성산소와 자유기의 공격으로부터 대장 점막 세포들을 보호한다. 그래서 충분한 양의 비타민 C를 복용해 대장으로 비타민 C를 내려 보내는 것이 대장 건강을 위하는 길이다. 대장암 발생이 증가하고 있는 요즈음이고 보면 더욱 더 비타민 C 고용량 요법이 필요해지는 이유가 여기에 있다.

이렇게 흡수되지 않은 비타민 C의 양이 증가하면 비타민 C에 삼투압 효과가 걸리면서 물이 배설물 속에 잔류하며 배설물의 유동성을 증가시킨다. 변이 묽어지는 것이다. 정도가 더 심해져 다량의 비타민 C가 흡수되지 않고 내려오면 설사가 유발된다.

비타민 C의 부작용으로 학계가 유일하게 인정한 것이 위장관계의 부작용이고 그 대표적인 경우가 설사인데, 비타민 C에 의해 유발되는 설사는 인체의 생리적 반응에 의한 자연적인 현상이며 개개인의 몸에 맞는 적절한 비타민 C를 처방하면 피할 수 있는 부작용이다. 이러한 이치가 변비를 해소하는 비타민 C 변비 치료법의 기본 원리다.

유의할 점은 타블렛 형태의 비타민 C는 변비치료제의 효과를 기대할 수 없다는 것이다. 용량을 증량하는 데에도 문제가 있고 10% 가량 섞여 들어가 있는 고형제들이 변비해소를 저해하기 때문이다.

변비는 만성 질환이다. 질병을 가진 사람이 치료를 목적으로 비타민 C

를 투여할 때에는 고용량의 비타민 C 요법을 실시해야 하고 이 목적으로 투여하는 비타민 C는 분말이어야 한다.

변비 환자들이여, 이제 매 식후에 3g의 비타민 C를 물과 함께 복용해보자. 그 반응을 보고 1회 투여량과 하루 투여 횟수를 적절히 가감해보자. 새로운 세상이 열린다. 이제껏 맛보지 못한 쾌변의 기쁨을 누릴 수 있다. 수십 년을 함께 해온 변비도 비타민 C 앞에서는 사라진다. 비타민 C는 지금 이 세상에 존재하는 최상의 변비 치료제다.

비타민 C는 안과 질환을 개선한다

의학을 들여다보는 데는 세 가지 시각이 있다. 하나가 의사의 눈으로 바라보는 시각이고, 하나는 과학자의 눈으로 바라보는 시각이며, 나머지 하나가 환자의 눈으로 바라보는 시각이다. 나는 의학을 배웠고, 과학을 공부했고 그리고 어쩔 수 없는 난치병을 가지고 평생을 살아왔다. 그래서 내게는 환자의 눈으로 의학을 바라보는 것이 본능적인 시각이 되어 있고 그 이후에 의학의 눈이 들어오고 제일 마지막에 과학의 눈으로 의학을 조명하는 시각이 들어선다. 어떠한 치료법이 소개되면 나는 언제든지 달려갔다. 내 눈 속의 과학이, 내 마음 속의 의학이 납득하지 못해도 나는 치료법이 있는 곳으로 달려갔다. 그것이 인지상정이다.

현대의학은 벽에 부딪친 지가 이미 오래다. 수많은 연구비가 쏟아 부어지고 수많은 사람들이 과학과 의학을 연구하고 있지만 달라지는 것이 별로 없다. 고칠 수 있는 병은 고치고 고칠 수 없는 병은 여전히 손을 쓰지 못한다.

내가 의사가 된 지도 이제 20년의 세월이 다 되어간다. 20년 전 내가 가진 호흡기 질환 치료법과 지금의 호흡기 질환 치료법. 무엇이 나아졌나. 치료법이 달라진 것이 무엇이 있나. 그대로다. 미투(me too)약이나 다름없는 흡입분무제들이 특허기간이 지난 제재들의 뒤를 이어 마치 진일보한 치료법인 양 등장하고 의학은 이를 건넨다. 환자들은 여전히 고통 속에 하루하루를 살아가고 의학은 여전히 올해의 과학자, 올해의 의학자들이 쏟아내는 논문들로 데이터베이스가 넘쳐난다. 누구를 위한 과학이고 누구를 위한 의학인가?

벽에 부딪친 의학은 이제 질병을 바라보는 시각을 달리해야 한다. 우리 몸속에 넘쳐나는 것들로 인해 생기는 질환들도 많지만 지금 해결이 안 되는 대부분의 질환들은 우리 몸속의 무언가가 제대로 들어 있지 않아서 생겨나는 난치병들이다. 이러한 난치병들에는 채워주는 의학이 필요하다. 지금 당장의 불완전한 과학으로 모든 것을 설명할 수 없다고 증거 중심 의학의 기치를 내세우며 외면하는 것은 옳지 않다. 의학은 그곳으로 달려가야 한다. 그리고 그 현장에서 선입관이 걷힌 눈으로 직접 들여다보고 판단해야 한다. 그것이 히포크라테스 정신이고 사람을 살리는 길이고 정체된 의학이 허물을 벗는 길이다.

배가 고프면 허기를 달래줄 음식물들을 공급해서 기운을 차리게 해주면 된다. 그러면 사람이 일어선다. 지금 의학이 움직이는 방향은 허기를 느끼지 못하도록 뇌의 수용체를 막아서는 안티의학이다. 이제 사인으로 돌아가야 한다.

이렇게 채워주는 의학으로 환자들을 도울 수 있는 질환들 중 하나가 안과 질환들이다. 당뇨병의 합병증으로 생겨나는 망막 질환들을 비롯해 여러 안과 질환들이 자연물을 통해 도움을 받을 수 있다. 요즈음 발표되는 안과 질환 논문들을 보면 그 변화를 느낄 수가 있다. 내가 받은 편지에서 나는 그 실체를 느껴볼 수가 있었다.

제목: 눈병을 치료한 비타민C

날짜: 2008년 2월 22일 금요일, 오후 18시 23분 40초

받는 이: byha84@hanmail.net

미국에 살고 있는 교포입니다. 의사 선생님의 글을 읽고 어머니께 비타민 C를 드시게 하였는데 어머니의 눈병이 깨끗이 나았습니다. 병원에 가서 비타민 C 이야기를 하였더니 안과 의사는 "그럴 리가 없다"며 믿지 않더군요. 저의 어머니께선 눈의 혈관이 터져서 새빨갛게 되는 경우가 많았는데 어느 날 말씀하시길 "눈에서 모기가 날아다닌다"고 하셨습니다. 안과 병원에 갔더니 눈의 혈관이 터져서 그렇다며 고칠 수 없는 병이라고 하더군요. 어머니께선 몇 년 동안 모기가 날아다니는 눈을 갖고 사셨습니다. 어머니의 불편한 눈을 고쳐 주신 의사 선생님께 감사드립니다.

LA에서 ***올림.

비타민 C는 관절염 치료를 돕는다

관절염은 사람을 죽음으로 이르게 하는 그런 류의 질환은 아니다. 하지만 관절염에 걸리면 현대의학으로도 그 병의 진행을 막아내기가 힘들기 때문에 세월이 흐르면서 증상은 악화되고 통증이 심해지며 관절의 변형이 생기기도 한다. 말 그대로 만성 퇴행성 질환인 것이다. 이런 이유로 관절염 환자들은 관절염이 가져다주는 고통을 평생 짊어지고 살아가게 된다.

그런데 이 관절염에 대한 현대의학의 치료법을 보면 허전하게 비어있는 부분을 발견하게 된다. 관절염에 대항하는 현대의학의 무기는 소염진통제다. 관절염이 가져다주는 통증을 없애고 소염 작용을 통해 관절염의 진행을 막아보자는 취지인 것이다. 하지만 관절염 치료 보고서들과 여러 연구 결과들을 살펴보면 이러한 소염 진통제들이 관절염이 불러오는 통증은 막아줄지언정 관절염의 진행을 막아서거나 둔화시키지는 못한다는 것을 느낄 수 있다.

그렇다면 현대의학의 관절염 치료법에 무엇이 비어있는 것일까? 염증으로 관절이 부서져 들어가는 것을 막아보자는 취지에서 소염 진통제에 집중하며 보다 더 좋은 소염 진통제, 부작용이 보다 덜한 소염 진통제를 만들어낸다는 취지의 치료법이 바로 지금의 의학이 지향하고 있는 치료법이다. 말하자면 막아야할 것을 제대로 막지 못하다 보니 무기력해져 버린 것이다.

여기에도 인식의 전환이 필요하다. 부서져 나가는 관절을 막아선다는 좁은 안목에서 벗어나 이미 부서져 나가고 있는 관절에도 생명력을 불어넣어 다시 자라날 수 있게 한다는 생각의 치료법이 도입되어야 한다.

관절을 건물에 비유해보자. 건물 벽에 금이 가고 틈새가 벌어져 비가 샌다고 가정해보자. 지금의 치료법은 건물 벽에 더 금이 가지 않게, 벌어져 있는 틈새가 더 벌어지지 않게 하는 데에만 시선을 고정하고 있다. 임시방편으로 비가 새는 곳에 테이프를 발라 비를 막는 식이다 보니 건물 벽은 더 금이 가고 틈새는 더 벌어진다. 금이 간 건물 벽은 모래를 이개고 시멘트를 풀어서 채워 넣어야 하고 벌어진 틈새는 완전히 이어줘야 한다. 이렇게 해야 건물이 제대로 서고 더 이상 틈새가 벌어지는 것도 막을 수 있다.

관절이 온전하게 되살아나게 하자는 이러한 취지의 치료법이 비타민 C를 비롯한 여러 자연물을 이용한 관절염 치료법의 철학이다. 유럽에서 그 효과가 많이 입증되었고 미국에서도 조금씩 공감대를 형성해 가는 글루코사민(Glucosamin)과 콘드로이틴(Chondroitin Sulfate) 역시 비타민 C처럼 관절 재건에 도움을 주는 물질이다. 반세기 전의 기록들을 살펴보면 비타민 B3를 하루 4~5g의 고용량으로 투여해 관절염 환자들의 증상을 호전시켰다는 보고서들도 찾아낼 수 있다. 비타민B6 역시 관절염 치료에 도움을 준다는 보고서들이 있다.

비타민 C, 글루코사민, 콘드로이틴, 비타민 B3, 비타민B6는 모두 다 자연물이다. 말하자면 누구도 특허를 걸 수 없는 물질인 것이다. 하지만 아무리 효과가 있다고 이야기해도 전하는 사람이 별로 없다. 관절염에는 이러한 자연물들이 치료제로 함께 쓰여야 한다. 그래야만 관절염의 진행을 막아설 수 있다.

비타민 C는 헤르페스를 예방한다

의약이 마케팅에 열중하고 있는 모습을 보고 있노라면 가슴 한구석이 씁쓸해진다. 내가 있는 이곳 미국은 매스미디어를 통해 의약광고들이 여과장치 없이 쏟아져 나온다. 있는 그대로를 보여주고 장단점을 모두 말하면 좋으련만 모자라는 부분은 최대한 숨기고, 오로지 장점만을 CF 배우들의 잘 연출된 모습으로 전달하고 있다. 여인들의 멋들어진 메이크업을 연상시키는 그들의 광고를 보고 있노라면 잘 성형되고 화장된 그들의 모습에서 자본주의 사회의 일그러진 단면이 배어나는 듯하다.

광고를 보고만 있어도 절로 잠이 오는 듯한 기분을 주는 수면제 광고, 부작용이 전혀 없기 때문에 설탕을 넣은 가짜약과 비교해도 부작용에서 차이가 없다는 항히스타민제 광고를 보고 있노라면 '현대 의약은 결국 마케팅으로 가름이 나는구나' 하는 생각이 든다.

대형 제약회사들의 신약들이 일반 대중을 향해 무차별적인 이미지 광고로 다가서는 모습을 보면서 '비타민 C도 저렇게 메이크업을 해대는 광고 시장에 분칠을 하고 등장한다면 만병통치약으로 자리 잡아도 손색이 없겠다' 는 생각이 들었다.

피곤하거나 감기 증상이 있으면 어김없이 입술 주위로 물집이 돋아나는 단순포진. 헤르페스라고도 알려진 이 바이러스 질환을 예방한다는 신약 광고가 텔레비전에 등장했을 때, 그 광고의 장면 장면들을 지켜보고 있던 나의 마음속에는 아쉬움이 더욱 커졌다.

말끔하게 생긴 여배우가 등장하며 이 신약을 통해 헤르페스의 고통으로부터 벗어나 자연의 삶을 즐긴다는 플롯으로 이미지가 전달되는데, 이 광고를 보고 있는 사람들은 만면에 웃음을 머금고 행복해하는 여인의 모습에서 헤르페스를 예방하는 약이 마침내 등장한 것처럼 느끼게 된다. 현대 의학이 드디어 바이러스 질환 예방약까지 만들어냈다는 생각마저도 가지게 되는 모습이다.

하지만 이 신약을 비타민 C로 대체한다면, 이 광고는 이미 반세기 전에 등장했어도 하자가 없을 만큼 비타민 C의 헤르페스 예방 효과는 강력하다. 비타민 C의 헤르페스 예방효과는 누구도 부인할 수 없는 진실이고 그 진실은 의학이 걸어온 뒤안길에도 고스란히 남아있다. 그런데 이 새롭게 등장한 헤르페스 예방약이 비타민 C가 능히 해낼 수 있는 자리를 차고 들어오며 세상의 전면에 나서고 있다.

이제 남은 건 그들의 자본으로 만들어낸 과학적 데이터들을 제시하며 의학으로부터 처방선을 받아내는 일일 것이다. 의사들에게 샘플 약을 뿌리고 그들의 자본으로 만들어낸 임상실험들을 의사들에게 홍보하고 의사들로부터 처방전을 받아낼 것이다.

결국 소유를 주장할 수 있는 인간의 창조물인 '신약'과 무소유의 자연물인 '비타민 C'가 어떤 길을 걸어가고 있고 앞으로 어떤 길이 이들 앞에 펼쳐질 지, 이 한편의 이야기만으로도 훤히 내다볼 수 있다. 어디 헤르페스뿐이겠는가? 특허를 걸 수 없는 자연물은 결국 현대사회에서 생명력을 잃어가고 있고, 호미로 막아도 될 것을 가래로 막는 처사가 곳곳에 보이고 있건만 의학은 여전히 이에 침묵하고 있다.

비타민 C가 광고에 등장한다면 말릴 사람이 많을 거라는 생각을 해보면서, 앞으로도 광고에 등장하지 못할 것이 자명한 비타민 C는 사람에서 사람으로 이어지며 전해져야 할 것이라는 생각을 했다.

단순포진으로 고생하는 사람들이 비타민 C를 알게 된다면, 그 신약을 만든 회사는 더 이상 약을 만들어 팔지 못하리라는 생각을 했다. 헤르페스를 예방하기 위해서는 다량의 비타민 C도 필요 없다. 장이 견디는 용량까지 비타민 C 투여량을 올릴 필요도 없다. 매일 잊지 말고 2~3g 정도의 비타민 C만 복용해도 그 예방효과를 피부로 느낄 수 있기 때문이다.

비타민은 정신질환 치료에 도움을 준다

폴링이 '자연물 교정 의학' 이라는 이름을 만들어 내게 된 계기는 비타민 B3를 주축으로 하는 정신분열병 치료법이 캐나다의 정신과 의사 아브람 호퍼에 의해 세상에 알려지게 되면서부터였다. 폴링은 이를 '자연물 교정 정신 치료' 라고 명명했는데, 뒤이어 비타민 C 연구에 본격적으로 뛰어들면서 비타민 C와 같이 체내에 정상적으로 존재해야 하는 자연물을 이용해 질병을 예방하고 치료한다는 의미로 '자연물 교정 의학' 이라는 이름을 만들어냈던 것이다. 이후 폴링은 자신의 개인적인 체험과 광범위한 임상 기록들을 토대로 비타민 C에 주력하게 되는데, 그는 세상을 떠나는 순간까지 비타민 C 바로 알리기에 혼을 쏟았다.

폴링에게서 비타민 C가 차지했던 비중만큼이나 호퍼의 정신분열병 치료에 있어서는 비타민 B3가 큰 자리를 차지하고 있다. 호퍼는 지금도 자신의 임상 예들을 토대로 비타민 B3가 정신분열병 치료에 큰 효과가 있다며 반세기를 이어온 자신의 주장을 굽히지 않고 있는데, 그의 이야기가 기존 의학에 의해 받아들여진다면 자연물 교정 의학도 보다 넓은 세계로 퍼져나갈 수 있게 될 것이다.

그렇다면 과연 비타민 B3란 어떤 물질일까? 이 이야기를 풀어가기 위해 먼저 비타민의 명명 과정을 살펴볼 필요가 있다. 비타민의 분류는 기름에 녹는 지용성 A와 물에 녹는 수용성 B로 나누면서 시작되었다. 이후 수용성 B는 발견된 순서에 따라 번호를 붙여왔다. 그리고 그렇게 붙여진 번호의 비타민이 그 실체를 드러내어 생김생김이 알려지게 되면 화학 명을 붙여서 함께 사용해왔다.

그런데 비타민 B3는 이런 혼용원칙을 벗어나 있다. 비타민 B3라는 예명은 뒤로 물러나 있고 그 자리를 나이아신(Niacin)이라는 이름과 니코틴아마이드(Nicotinamide)나 나이아신아마이드(Niacinamide)라는 이름이 차지하고 있다. 의학 교과서에도 잘 나타나지 않고 의료인들 사이에서도 비타민 B3라는 이름은 그리 친근하지 않다.

하지만 무대 뒤로 물러나 있던 비타민 B3라는 이름이 서서히 되돌아오고 있는데, 호퍼가 여기에 큰 역할을 했다. 비타민 B3는 인체 내에서 생성되는 물질로 비타민의 정의에서는 벗어나 있다. 하지만 오랫동안 비타민으로 명명해 왔었기에 비타민이라는 이름을 그대로 쓰고 있는데, 비타민 B3는 엄격히 말하자면 체내에서 트립토판이라는 아미노산으로부터 만들어져 나오는 또 하나의 아미노산이라 할 수 있다.

트립토판으로부터 비타민 B3가 만들어지는 변환과정은 인체 내의 상황에 영향을 받게 되는데, 사람에 따라 질병 유무에 따라 비타민 B3 생산량이 달라진다. 임신 말기의 여성은 임신 전에 비해 세 배나 더 효과적으로 비타민 B3를 만들어내고 에스트로겐이나 먹는 피임약도 이 변환 과정을 도와준다.

비타민 B3가 결핍되면 펠라그라에 빠지게 되는데, 이 펠라그라의 특징은 3D로 대변된다. 설사(Diarrhea), 피부염(Dermatitis), 치매(Dementia)의 첫글자들을 모아 3D라 칭하는데, 치매는 잘 알려졌듯이 죽음으로 이르기 전의 말기 단계에 나타나는 증상이다.

치매에 이르기 전의 초기 단계 펠라그라에서는 정신분열병의 양상을 보이는데, 이때 비타민 B3를 주면 증상이 사라진다. 호퍼는 펠라그라에서 뿐만 아니라 정신분열병에서도 비타민 B3 용량을 크게 증가시키면 치료에 큰 도움을 준다고 얘기하고 있는데, 이에 보태어 학습과 행동장애가 있는 어린이들, 알코올 중독자들, 마약 중독자들, 그리고 우울증 등에도 비타민 B3가 유용하게 쓰인다고 주장한다.

호퍼의 이야기에 따르면 비타민 B3라는 이름이 다시 부활하게 된 데는 자신의 환자이자 친구인 빌 윌슨이라는 사람의 공이 크다고 한다.

윌슨은 알코올 중독자 금주회를 창설했던 사람이다. 호퍼와 오스몬드는 윌슨에게 메가 비타민 요법을 설명하면서 "정신분열병 환자들에게 메가 도스의 나이아신 요법이 치유력을 보여주었는데, 그 환자들 중에는 알코올 중독자인 사람들도 있었다."라고 전했다.

나이아신의 여러 유용성을 전해들은 윌슨은 하루에 나이아신 3g을 복용하기 시작했는데, 2~3주 후에 그를 여러 해 동안 괴롭혀온 만성 피로감과 우울증이 씻은 듯이 사라지는 걸 체험하게 된다. 이에 윌슨은 금주회의 친구들 30명에게 이 이야기를 들려주면서 나이아신을 복용할 것을 권했고, 그 후 6개월 만에 윌슨은 나이아신 요법이 알코올 중독자들에게 커다란 도움을 줄 수 있을 것이라는 확신을 갖게 되었다.

30명 중 10명은 불안하고 초조한 증상, 긴장감, 우울증 등이 한 달 만에 사라졌고, 나머지 20명 중 10명도 두 달 안에 이런 증상들이 사라졌다. 그는 금주회의 멤버들과 그들을 치료하는 의사들에게 나이아신 요법이 알코올 중독자들에게 유용한 치료법이 될 수 있다고 설득하기 시작했고, 호퍼에게 나이아신이라는 이름보다 사람들에게 더 쉽게 다가갈 수 있는 이름이 없느냐고 물어오게 된다.

호퍼가 '원래 나이아신은 비타민 B3라고 불리던 물질' 이라고 얘기하면서 윌슨은 금주회를 담당했던 의사들에게 이 치료법을 비타민 B3 요법이라고 전했다. 윌슨은 그의 체험을 '비타민 B3 요법' 이라는 소책자로 만들어 사람들에게 배포했고, 호퍼의 말을 빌자면 이것이 나이아신이라는 이름에서 다시 의학이 비타민 B3라는 이름을 받아들이는 계기가 되었다고 한다.

비타민 B3 요법의 효과 중 가장 큰 두 가지 들자면, 하나는 정신분열병과 같은 정신질환의 치료이고 또 하나는 콜레스테롤 수치를 떨어뜨리는 능력이다. 콜레스테롤 저하는 나이아신아마이드(니코틴아마이드)가 아닌 나이아신 형태의 비타민 B3에서만 찾아볼 수 있는데, 나이아신의 콜레스테롤 저하 능력은 의학 교과서에도 실려 있을 만큼 의학의 인정을 받은 상태다.

비타민 B3의 정신질환 치유효과가 서서히 세상의 시선을 끌고 있는데, 비타민 C 역시 정신질환의 치료에 도움을 주는 물질이다. 호퍼는 환자들에게 비타민 B3와 더불어 비타민 C를 고용량으로 투여하고 있다. 머지않은 날에 비타민 B3와 비타민 C를 비롯한 자연물들이 정신질환 치료 보조제로 쓰일 날이 오리라는 것이 나의 생각이다.

홍역과 수두 치료에도 비타민 C가 사용된다

닥터 클레너는 홍역이나 수두 같은 소아의 급성 바이러스 질환에는 비타민 C를 정맥 투여해야 큰 효과를 거둘 수 있다고 얘기한다. 클레너의 뒤를 이은 캐스카트 역시 바이러스 질환에 인체가 무너지며 죽음으로까지 내몰리는 데에 자유기에 의한 세포 손상이 큰 역할을 하기 때문에, 이를 막아서는 비타민 C 투여가 필수라고 말했다.

홍역이나 수두에 걸린 아이들의 아픔을 덜어주기 위해서는, 회복될 때까지 증상을 관리하는 소극적인 대처법에서 벗어나 비타민 C를 이용해 적극적으로 바이러스와 맞서는 방법을 택해야 한다. 캐스카트는 고용량의 비타민 C 복용이 홍역의 증상을 완화시켜준다고 전하며 뇌에까지 염증이 생긴 경우에는 아스코베이트 나트륨의 정맥 투여가 필수라고 말했다. 소아마비를 비타민 C로 치료하기도 했던 클레너의 홍역과 수두에 대한 임상 예를 살펴보자.

"10개월 된 아기가 고열과 심한 콧물, 마른 기침, 코플릭 반점을 보이는 심한 홍역에 걸려 병원으로 왔다. 클레너는 4시간마다 비타민 C 1g을 정맥투여 했다. 12시간 후에 아기의 체온은 36.4도로 떨어졌고 기침은 멈췄으며 점막의 붉은 반점들도 사라졌다. 이 현상이 홍역의 자연스런 진행 상황인지 비타민 C에 의한 효과인지를 알아보기 위해 클레너는 8시간 동안 비타민 C 정맥 투여를 중지했다. 열은 다시 오르기 시작했고 아이의 체온은 39.7도까지 치솟았다. 다시 비타민 C 정맥 투여가 재개되었고 체온은 서너 시간 만에 37.2도로 내려섰다. 4시간마다 1g의 비타민 C를 아이에게 정맥 투여했고 발진은 생기지 않았다."

수두는 비타민 C 구강 복용만으로 치료하기 어려우므로 정맥 투여가 이루어져야 한다는 것이 클레너의 견해다.

"클레너는 자신의 딸이 수두에 걸리자 하루 24g에 달하는 비타민 C를 복용시켰다. 하지만 수두는 계속 진행되었고 가려움은 더욱 심해졌다. 이때 비타민 C 1g을 정맥 주사하자 가려움증이 사라지고 아이는 8시간 동안 편안히 잠들었다. 아이가 일어나고 다시 비타민 C 정맥투여가 시행되었는데, 이후 더 이상의 발진은 생기지 않았다. 클레너는 비타민 C가 바이러스 질환의 정상적인 진행을 막아설 수 있다고 얘기하며 kg당 400mg의 비타민 C를 8시간마다 정맥 투여하면 24시간 내로 수두가 잡힌다고 전하고 있다."

수두가 가져다주는 가려움은 연고로도 조절이 되지 않을 정도로 심한데, 이를 참지 못하고 긁어서 수두로부터 회복된 후에 흉이 지는 아이늘도 있다. 비타민 C는 수두 바이러스를 억제하고 가려움도 잡아주는 일석이조의 효과를 거둘 수 있는 물질이다.

클레너가 정맥 투여한 비타민 C는 모두 아스코베이트 나트륨의 형태로 된 것이었다. 홍역과 수두를 비롯한 비타민 C의 항바이러스 효과는 클레너의 진료 기록들에 생생하게 남아있는데, 아쉽게도 이런 임상경험들이 아직까지 어둠속에 묻혀 있다.

이들을 캐어내고 자본주의 사회가 불어덮은 흙먼지를 털어낸 뒤 보석처럼 반짝이게 해 세상으로 돌려보내는 일, 누군가는 해야 할 이 일은 의과대학에 첫발을 디디면서 내 머릿속에 심어졌던 민중의학으로 가는 길이기도 하다.

비타민 C는 약물중독의 해독에도 쓰인다

이제는 사라져버린 기억으로 남게 됐지만, 불과 10~20여 년 전만 해도 연탄가스를 마시고 응급실로 실려 가는 사람들을 자주 볼 수 있었다. 밤새 온기를 불어넣어주던 방안으로 연탄가스가 스며들면서 잠자던 사람들이 일산화탄소에 중독되곤 했다. 이러한 일산화탄소 중독에도 비타민 C가 커다란 효과를 나타낸다.

물론 일산화탄소 중독에는 산소 공급이 첫째다. 하지만 비타민 C 역시 일산화탄소 중독 치료에 큰 도움을 준다. 일산화탄소가 체내로 들어오면 사람 몸에 산소를 실어 나르는 적혈구 속의 헤모글로빈을 점령해버린다. 산소가 있던 자리를 일산화탄소가 산소를 밀쳐내 버리고 그 자리에 앉는다. 이렇게 되면 적혈구가 체내에 산소를 공급하지 못하게 되어 질식현상이 발생하는 것이다. 이때, 비타민 C를 고용량으로 투여하면 일산화탄소 중독을 해독할 수 있다. 다음은 닥터 클레너의 임상 예다.

"급성 일산화탄소 중독에 비타민 C 12~50g을 빠르게 정맥 주입하면 비타민 C가 헤모글로빈에 결합해 있는 일산화탄소를 끌어내 이산화탄소로 전환시켜 체외로 배출시킨다. 화재로 인해 화상을 입은 환자들에게는 체중 1kg 당 500mg의 비타민 C를 정맥 주사하여 화재 시 발생한 일산화탄소와 연기에 의한 중독을 막아야 한다. 사고로 인한 일산화탄소 중독은 12g의 비타민 C를 정맥 주사한지 10분 만에 호전되었다."

담배연기를 통해 일산화탄소를 계속 불어넣는 흡연자들에게 왜 비타민 C 소모량이 더 증가하는지에 대한 실마리도 이러한 비타민 C의 해독작용에서 찾아볼 수 있고, 흡연자들이 담배를 끊으면 비타민 C 혈중 농도가 정상으로 돌아오는 이유에 대한 단서도 이러한 해독작용에서 그 해답을 찾을 수 있다. 비타민 C의 이 같은 해독작용은 일산화탄소에만 그치지 않는다. 수면제와 같은 약물을 과다 복용한 사람들에게도 비타민 C의 고용량 투여는 확연한 효과를 나타낸다. 비타민 C에는 약물중독으로 인한 쇼크증상과 저혈압을 반전시키는 효과가 있기 때문이다.

2640mg의 수면제(Barbiturate)를 먹고 자살을 기도한 환자가 클레너의 진료실로 실려온 적이 있다. 클레너는 50cc 주사기를 이용해 12g의 비타민 C를 정맥 주사했다. 10분 후, 60/0이었던 환자의 혈압이 100/60으로 살아났고, 이후 세 시간에 걸쳐 100g의 비타민 C가 정맥 투여되면서 환자는 의식을 회복했다. 2400mg의 수면제(Seconal+Paraldehyde)를 복용해 실려 온 다른 환자에게는 42g의 비타민 C를 정맥을 통해 투여하자 의식을 회복했다. 죽음을 눈앞에 두었던 환자가 비타민 C 투여로 살아

난 것이다.

닥터 클레너는 고용량의 비타민 C가 간에서의 약물 대사과정을 도울 뿐 아니라 이뇨제로도 작용해 혈액 속에 있는 약물을 소변을 통해 빠르게 배설해낸다고 전했다. 이 외에도 고용량의 비타민 C는 납과 수은 중독에도 효과를 나타낸다.

비타민 C는 암을 치료하는 항암제다

비타민 C로 환자들을 치료하는 의사들 대부분은 개인적인 체험을 통해 비타민 C의 치유력을 체험하고 비타민 C의 길로 들어선 사람들이다. 그들은 자신의 체험을 통해 고용량의 비타민 C가 인체에 투여되어도 아무런 문제가 없다는 확신을 가지고 비타민 C의 치유력을 밝혀나갔다.

비타민 C로 환자들을 치료해낸 의사들의 기록들을 찾아가면 의학 교과서에서는 전혀 찾아볼 수 없는 신세계가 펼쳐져 있다. 그러나 아쉽게도 의학이 후학들에게 이들의 체험을 알려주지 않고 이들의 치유기를 한낱 에피소드로 취급하며 내던져 버림으로써 비타민 C의 치유력이 세상에 알려지지 못하고 있을 뿐이다.

1970년대에 유안 카메론과 라이너스 폴링이 비타민 C를 말기 암환자의 치료에 이용한 것이 제일 많이 알려진 암환자에 대한 비타민 C 임상경험이다. 이 임상경험은 희망적인 결과를 가져왔음에도 불구하고 주류

의학으로부터 외면 받았다.

이후 비타민 C로 환자를 치료하는 의사들은 폴링과 카메론이 사용한 비타민 C의 용량이 암환자를 치료하기에는 너무 적은 양이었다고 회고하고 있으며, 폴링 역시 비타민 C의 용량을 장이 견디는 최대 용량까지 높이고 비타민 C 정맥 주사를 이용하면 더 좋은 결과를 낳을 수 있다고 줄기차게 주장했지만 주류의학은 이를 외면해 버렸다.

나는 비타민 C가 암을 유발할 수 있다는 사이언스 논문을 놓고 닥터 캐스카트와 편지로 의견을 주고받은 적이 있는데, 그가 편지 속에 이런 말을 전했다.

"닥터 휴 리오단(Hugh Riordan)이 하고 있는 일을 주목하세요. 그는 비타민 C 정맥 주사로 암을 치료하고 있습니다. 나도 수술과 항암제, 방사선 요법을 받았지만 난소암이 몸 전체로 전이한 여성을 비타민 C 정맥 주사로 치료한 적이 있습니다. 6개월 간의 비타민 C 정맥 주사 후에 그녀는 정상으로 돌아왔습니다. 그녀의 암 담당 의사는 몸 어디에서도 암을 찾아볼 수 없었고 그녀에 대한 모든 항암 요법을 중단했습니다."

닥터 리오단에 대해 알고는 있었지만 그의 일을 자세히 돌아보지 못했던 나는 캐스카트의 편지를 받고 리오단의 일을 찾아 나섰다. 그리고 그 길에서 다시 한 번 비타민 C의 놀라움을 느껴볼 수 있었다.

리오단은 미국 캔자스 주의 위치타 시에 병원을 세우고 비영리 의학 연구소를 만들어 비타민 C 정맥 주사를 이용해 암환자들을 치료해가고 있었다. 이 연구소의 보고에 따르면 비타민 C는 고용량의 정맥 주사를 통해 도달할 수 있는 농도에서 암세포를 죽이며, 하루 최소 50g 이상의 비타민 C를 8주 동안 지속적으로 정맥 투여해도 콩팥이나 혈액 검사 상에 아무런 이상이 나타나지 않았다고 한다.

그만큼 비타민 C는 인체에 무해하고 암세포에는 강력한 항암제가 된다는 이야기이다. 이와 더불어 그는 비타민 C와 함께 리포익 산이나 다른 영양 물질을 투여하면 비타민 C의 항암 효과가 더 커진다고 말했다. 리오단이 일본의 도쿄, 덴마크의 코펜하겐 학회에서 비타민 C 정맥 주사를 이용한 암치료법을 소개한 후, 세계 각국으로부터 고용량의 비타민 C 정맥 주사법이 암환자의 치료에 도움을 주었다는 보고들이 줄을 잇고 있다. 내가 비타민 C 치료법을 전하고 리오단 연구소를 소개하며 후배 의료인들에게 비타민 C의 항암제로서의 가능성을 전한 후, 우리나라에도 리오단 연구소와 같은 정맥 주사법을 시행하는 의사들이 생겨나기 시작했다. 다시 말하지만 비타민 C는 암을 치료하는 항암제다.

비타민 C 치료법을 세상에 전했던 1세대들이 한 사람 한 사람 세상을 떠나가고 있다. 닥터 캐스카트의 비타민 C 치료법의 모태가 되었던 닥터 클레너, 라이너스 폴링을 비타민 C의 세계로 인도했던 어윈 스톤, 라이너스 폴링과 함께 비타민 C 임상을 이끌며 메이요 클리닉에 맞섰던 유안 카메론, 그리고 라이너스 폴링. 이들은 그들의 소리가 세상에 받아들여지는 것을 보지 못하고 세상을 떠났다. 비타민 C 정맥 투여를 암환자의 치료에 적극적으로 이용했던 닥터 휴 리오단도 세상을 떠났고 아쉽게도 닥터 캐스카트 역시 세상을 떠났다. 이제 비타민 C 치료법 1세대들은 다 세상을 떠나갔다.

비타민 C를 제대로 이해하고 환자의 치료에 적극적으로 사용하던 의사들이 하나 둘씩 사라져가고 있다. 후배 의료인들에게 휴 리오단의 연구소로 가서 비타민 C 치료법을 배우고 가라고 권하기도 했었고 닥터 캐스카트의 비타민 C 요법을 적극적으로 알리기도 했었는데, 휴 리오단과 캐스카트 마저 세상을 떠나고 나니 허전한 마음을 채우기가 쉽지 않다. 이들은 주류 의학의 냉대 속에 환자들을 돌보다 세상을 떠났다. 비록 지금의 주류의학이 거들떠보지 않는 치료법이지만, 언젠가는 이 치료법이 세상으로 퍼져나가 많은 환자들이 환하게 웃을 수 있는 날이 올 것을 믿어 의심치 않는다.

비타민 C와 항암제를 함께 복용해도 되는가

비타민 C가 항암제라는 이야기를 전하고 투병하는 모든 암환자들을 도울 수 있는 물질이라는 주장을 펼쳐나가면서 많이 받은 질문이 '항암제를 투여하고 있는데 비타민 C를 먹어도 되느냐' 는 물음이었다. 대부분 환자들의 보호자들이 비타민 C가 암환자들에게 좋다는 이야기를 전해 듣고 의료진에게 이야기를 하지 않고 환자에게 투여하다가 물어오는 질문이었다. 암환자에게 비타민 C를 주어도 되느냐는 질문에 앞뒤 가리지 않고 서슴없이 비타민 C가 많은 도움을 주기 때문에 복용해도 문제없다고 말하는 사람들을 보게 된다. 그러나 항암제를 투여중인 환자에게 비타민 C는 금기다.

비타민 C는 단독으로도 항암제의 역할을 할 수 있고 암환자들의 투병을 돕는 천혜의 물질이지만 항암제가 투여되고 있는 시점에서는 함께 투여하지 말아야 하는 물질이다. 말기 암환자와 기존의 항암제가 듣지 않는 암환자들을 제외하고는 아직까지 비타민 C 단독 요법으로 항암치료를 진행하는 병원은 찾아보기 힘들다. 내 홈페이지에 실린 한 사람의 이야기다.

안녕하세요. 박사님의 비타민 C 요법을 알게 되어 온 식구가 비타민 C를 복용하고 있습니다. 변비가 심했고 고혈압이 있던 엄마는 먹은 지 얼마 되지 않아 변비가 없어지고 고혈압도 정상이 되었습니다. 다른 식구들도 믿음을 갖고 복용하고 있습니다.

동생이(만28세) 급성림프모구성 백혈병(급성골수선 혼제) 필라델피아 양성으로 1, 2차 항암 치료를 받고 4월 20일 누나인 저와 골수가 완전 일치해서 이식을 했습니다. 5월 8일 퇴원해서 집에 있고요. 1차 항암 치료 도중 비타민 C를 접하게 되어 병원에서 의료진 몰래 동생에게 하루 9g씩 먹게 했습니다. 골수이식 전 처치 때는 보호자가 같이 있을 수 없어 먹지 못했습니다.

이식을 마치고 동생에게 계속 비타민 C를 먹여야 되는지 조금 있다가 회복이 되면 먹여야 하는지 궁금합니다. 지금 복용 중인 약 중에서 사이폴엔을 하루 2번 250mg씩 총 500mg을 먹고 있고 마그네슘, 우루사, 항생제를 복용하고 있습니다. 사이폴엔 설명서에 다른 약의 영향을 많이 받는다고 적혀 있어 더욱 고민이 됩니다.

선생님의 소중한 답변 기다리겠습니다. 감사합니다.

항암치료 중에 비타민 C를 고용량으로 투여하는 것은 환자에게 도움이 되지 않는다. 항암제는 인체 내로 투여되어 세포 속으로 들어가 활성산소와 자유기를 왕성하게 생성해내며 세포를 죽음으로 치닫게 한다. 방사선 요법도 마찬가지다. 강력한 방사선이 암세포를 공격하며 활성산소와 자유기를 분출해낸다. 이 순간에 고용량의 비타민 C가 함께 투여되어 들어가게 되면 항암제가 만들어내는 활성산소와 자유기를 중화해버려 항암제의 독성이 사라지게 되고 암세포는 항암제의 공격으로부터 자유로워진다.

항암제의 공격이 마무리되고 죽여야 할 세포들이 죽어나간 후 초토화된 전장에서 상처 받은 아군을 구하러 들어가는 것이 비타민 C의 항암제 병용 시의 역할이다.

항암제는 적군 아군을 가리지 않고 공격한다. 세포분열이 빠르게 진행되는 세포가 더 큰 타격을 받게 되는 원리에 따라 암세포가 선택적으로 선별되며 죽음으로 치닫게 되는 것인데 파편은 정상세포에도 튄다. 그래서 구역질이 나고 머리카락이 빠지는 부작용이 생겨나는 것인데 이러한 부작용을 막고 통증을 줄여주는 것이 항암제 투여가 마무리 되고 전쟁이 끝난 후에 들어가는 비타민 C의 역할이다. 항암제 투여가 종료된 후 유지기에 비타민 C 정맥 주사를 이용하여 항암요법을 시행하면 암세포를 선택적으로 파괴할 수 있다.

문의한 사항으로 다시 돌아가 골수이식을 마치고 면역억제제인 사이폴엔을 투여하고 있는데 비타민 C를 계속 먹어도 되는지에 대해 생각해

보자. 사이폴엔은 사이클로스포린(cyclosporine)이라는 성분 명을 가진 면역억제제다. 이식한 골수가 환자의 면역 체계에 의해 공격을 받는 것을 제어하기 위해 면역억제제를 투여하는데, 이러한 목적으로 쓰이는 면역억제제 중 대표적인 것이 사이클로스포린이다. 그런데 이 사이폴엔은 비타민 C와 함께 투여되면 그 기능이 저하된다.

지금 치료를 담당하고 있는 의사가 알지 못하고 있는 상황에서는 사이폴엔을 투여하고 있는 골수 이식 환자에게 비타민 C 메가 도스를 하면 안 된다. 비타민 C가 좋은 약이고 환자에게 도움을 주는 것 또한 사실이지만 지금 환자에게 제일 중요한 것은 이식된 골수가 환자의 몸에서 잘 자라나는 것이다. 그렇게 하기 위해서는 환자의 인체 내 면역체계를 억제해야 하는데 이 목적으로 사이폴엔을 사용한다.

비타민 C는 사이클로스포린의 혈중 농도(trough level)를 떨어뜨린다. 그래서 비타민 C를 투여한다면 사이클로스포린의 혈중 농도를 모니터해야 한다. 하지만 이 환자의 경우 의사가 비타민 C 투여를 알지 못하고 있어서 사이폴엔의 혈중 농도 추적이 어렵다. 따라서 이 환자에게 비타민 C 요법과 사이클로스포린 투여는 함께 하지 않는 것이 좋다.

암환자들 중에 항암제를 투여하거나 방사선 요법을 시행하는 사람들이 있다면 항암제가 투여되는 시점이나 방사선 요법을 시행하는 시점에는 비타민 C 요법을 중지하고 기존 치료법을 받는 것이 좋다.

다만 세포 독성을 유발해 암세포를 죽이는 고전적인 항암제가 아닌 표적항암제들은 비타민 C와 병용해도 무리가 없다. 만성골수성 백혈병에 쓰이는 글리벡, 폐암의 치료에 쓰이는 이레사, 타세바와 같은 제재들이 대표적인 표적 항암제들인데 이들은 세포를 죽이지 않고 세포 내의 신호전달체계를 차단하여 암세포의 증식을 억제하는 항암제들이다.

비타민 C가 암 치료에 도움을 주는 이유

1971년 12월, 당시 미국의 대통령이었던 닉슨은 '암과의 전쟁(War on Cancer)' 을 선포했다. 우리나라에서 언젠가 '범죄와의 전쟁' 이 선포되었던 것처럼 닉슨은 암과의 전쟁을 선포하며 막대한 자본과 인력을 암 연구에 투입하기 시작했다. 그 후 매년 14억 달러가 넘는 돈을 이 전쟁에 쏟아 부었지만 암과의 전쟁은 결국 실패로 돌아갔다.

미국의 국립 암연구소는 암환자들의 5년 생존율이 늘어났다는 궁색한 변명을 했지만, 이들의 통계 자료를 분석한 학자들은 "이는 통계 자료들의 해석의 차이일 뿐 수십 년 전에 비해 암환자들의 생존율이 늘었다고 볼 수 없으며, 생존율이 늘었다는 것도 조기진단에 의해 생존 기간을 재는 시계를 뒤로 돌려놓은 것일 뿐, 치료법이 나아져 생존율이 늘어난 것은 아니다."라고 반박했다.

비평가들은 기존의 암 치료법이 1950년대에 비해 크게 나아졌다고 볼 수 없다는 혹평을 하며 암과의 전쟁을 제2의 베트남 전쟁이었다고 평가한다. 그렇다면 의학은 왜 이렇게 암과의 전쟁에서 무기력했을까? 그 이유를 물어가다 보면 의학이 암을 바라보는 시각이 극히 편협함을 알 수 있다. 암과의 전쟁을 암세포와의 전쟁만으로 생각하고 끊임없이 암세포 속으로 들어가 어디를 치면 암세포를 죽일 수 있을까 하는 생각만 했던 것이다.

사람이라는 밭이 왜 암세포를 잉태했는지에 대한 물음, 사람이라는 밭이 무엇이 잘못되었기에 암세포가 그토록 제한 없이 자라는지에 대한 물음을 접어둔 채, 그저 암세포를 죽이는 데에만 집중했다. 1970년대에 유전자 재 조합술이 개발되고 세포 속을 해부해 낼 수 있게 되면서, 의학은 사람이라는 밭을 보지 않고 그대로 세포 속으로 들어가버렸다. 말하자면 '우물 안 개구리'가 되어버린 셈이다.

그 당시, 라이너스 폴링과 스코틀랜드의 외과의사 유안 카메론은 비타민 C가 항암제로 쓰일 수 있다는 주장을 제기했다. 유안 카메론은 '암세포들이 정상 조직들을 허물고 끝없이 자라나갈 수 있는 것은, 암세포 스스로 주위 조직을 녹이는 효소들을 만들어내 인체의 방어벽을 허물어버리기 때문'이라는 이론을 제기하고 이 효소를 억제할 수 있는 물질을 찾고 있었다. 여러 가지 호르몬과 약물들을 이용해 자신의 논리를 증명해보려 했지만 카메론은 번번이 실패했다.

이즈음 폴링이 카메론의 새로운 이론을 접하고는 '암환자들의 말기 증상이 괴혈병 증상과 유사하고, 암환자들의 체내에 비타민 C가 크게 줄어들어 있는 것을 보면 암세포들이 콜라겐을 분해하는 효소를 만들어낼 가능성이 있고, 이때 비타민 C를 통해 콜라겐 합성을 정상화하면 암을 억제할 수 있을 것' 이라는 생각을 카메론에게 전했고, 둘은 손을 잡고 비타민 C를 말기 암환자에게 투여하기 시작했다.

하루 10g의 비타민 C를 말기 암환자들에게 시럽 형태로 복용시키자, 환자들에게서 나타나는 첫 변화로 통증이 줄어들기 시작했다. 모르핀에 의존하던 환자들이 모르핀 없이 생활할 수 있게 되었고 여러 증상들도 확연히 줄어들었다. 이때 폴링은 현대과학이 요구하는 통계치를 만들기 위해 카메론에게 비타민 C를 투여하는 환자군과 가짜 약을 투여하는 환자군으로 나누어서 비타민 C 효과를 재어보자고 제안했다. 그러나 카메론은 증상의 개선이 눈에 보이는데 자신의 환자들에게 가짜 약을 먹일 수는 없다며 이를 거부했다. 이러한 카메론의 휴머니즘은 아이러니 하게도 훗날 두고두고 주류의학의 비판을 받는 계기가 되고 말았다.

정상 세포들은 세포 분열을 통해 자라나다가도 울타리에 이르면 성장을 멈춘다. 자기 집이 있고 자기 뜰이 있어서 울타리 밖으로는 넘어서지 않는다. 하지만 암세포는 미친 듯이 자라나고 높이 솟은 울타리도 무너뜨리고 옆집을 침범한다. 그리고 거기 사는 세포들을 내쫓은 뒤에 다시 다음 집으로 건너간다. 이것이 암세포의 전이다. 카메론과 폴링의 생각은 이러한 울타리를 튼튼하게 지키면 암세포가 울타리를 넘어서지 못한다는 것이었다. 하지만 안타깝게도 세상은 이들의 생각을 이단으로 넘겨버렸다.

요즈음 항암제로 개발되는 약물들 중에 암세포에서 뿜어져 나오는 효소들을 억제해 암을 치료할 수 있다고 얘기되는 물질들이 있다. 언론에서는 획기적인 치료법인 양, 새로운 시각인 양 보도하지만 이러한 논리는 이미 1970년대부터 비타민 C의 항암 효과를 이야기하는 사람들에 의해 끊임없이 제기되었다.

결국 특허를 걸 수 있고 큰돈을 벌 수 있는 신물질이 자본을 발판으로 화려한 조명을 받고 있지만, 비타민 C 속에는 그 보다 더 큰 치유력이 살아 숨 쉬고 있다. 암환자를 비타민 C 정맥 주사로 치료한 리오단은 "비타민 C에는 암환자를 가려 사살하는 저격수의 모습도 함께 한다."고 말했다.

지금 당장 기존 치료법을 비타민 C로 바꾸라는 이야기를 의학에 하지는 않겠다. 하지만 무기력하게 움직여온 지난날을 돌아본다면 비타민 C에 기존 치료법과 함께 암환자들의 투병을 도와 줄 충분한 논리적 근거가 있다는 것을 발견할 수 있을 것이다. 비타민 C는 항암제다.

모든 암환자들을 비타민 C로 치료할 수 있는가

한 가지 주지해야 할 점은 비타민 C가 모든 암환자들을 완치의 길로 이르게 하지는 않는다는 것이다. 비타민 C를 이용한 치료법은 아직 기존 의학에 의해 받아들여지지 않은 치료법이라 기존 의학의 치료법으로 더 이상 손을 쓸 수 없거나 치유의 희망이 희박하다고 판단되는 중증의 암환자들을 대상으로 비타민 C 고용량 투여가 이루어져 왔다.

아직 암환자들을 완치의 길로 이르게 한다고 말할 수는 없지만, 최소한 비타민 C가 암환자들의 증상을 개선하고 삶의 질을 높여준다고는 얘기할 수 있다. 라이너스 폴링과 유안 카메론이 서양의학이 불치라고 선언한 말기 암환자들을 대상으로 하루 10g의 비타민 C를 투여한 결과를 보면 비타민 C가 말기 암환자들의 생존 기간을 늘려주고 삶의 질을 높여준다는 사실을 발견할 수 있다.

비타민 C를 이용한 암환자 치료법에는 두 가지가 있다. 라이너스 폴링과 유안 카메론이 시행했던 것처럼 하루 10g 정도의 비타민 C를 먹는 약으로 복용하는 방어적인 비타민 C 요법과 휴 리오단과 로버트 캐스카트가 시행한 비타민 C 정맥 주사를 통한 공격적인 비타민 C 요법이 바로 그것이다.

비타민 C를 초고용량으로 정맥 투여 하면 비타민 C 복용으로는 이룰 수 없는 높은 농도의 비타민 C가 혈액 내에 존재하게 되고, 다시 혈액 속 고농도의 비타민 C는 암 조직으로 들어가게 된다. 이렇게 비타민 C 정맥 주사를 통해 다량의 비타민 C가 암 조직으로 들어가게 되면 비타민 C가 암세포들을 죽이게 된다. 기존의 항암제들과 달리 비타민 C는 정상 조직의 세포들에게는 해를 끼치지 않고 암세포만을 가려 죽이는 능력이 있다.

휴 리오단은 비타민 C 정맥 주사의 대상으로 기존의학에서 검증된 항암 치료법으로도 효과가 나타나지 않는 환자, 기존 의학에 아무런 치료법이 없는 환자 그리고 기존의 항암 치료법을 받으며 비타민 C 요법을 병행하는 환자들로 대상을 한정했다. 리오단은 이렇게 기존 의학의 자리를 침범하지 않으면서 비타민 C의 효과를 풀어내어 의학에 전하려 노력했다.

이러한 환자들을 대상으로 20년 간 비타민 C 정맥 주사를 이용해 암 환자들을 치료한 리오단은 자신의 임상 예들을 자세하게 설명해 두었다. 영양 물질들을 이용해 환자들을 치료하고 연구하는 데서 출발해 비타민 C를 이용해 암을 치료하는 클리닉과 암이 왜 사람에게 생겨나는

지를 연구하는 연구소로까지 발전해 있는 그의 건강 센터. 그곳의 진료 기록들을 보면 비타민 C를 통해 희망이라는 말을 찾아낼 수 있다.

우리나라에도 이렇게 서양의학과의 극한 대립이 아닌 서양의학의 빈 곳을 메워주며 자연스럽게 동반자가 되어가는 자연의학이 생겨나야 한다. 다시 한 번 강조하건대, 비타민 C는 암환자들에게 큰 힘이 되어준다.

휴 리오단의 암환자 비타민 C 치료법

지난 1997년, 휴 리오단은 비타민 C를 이용한 암치료법이 걸어온 길을 다음과 같이 발표했다.

"우리는 지난 15년 동안 고용량의 비타민 C를 암환자들에게 부가 요법으로 사용해 왔다. 처음에는 일주일에 한 번이나 두 번씩 15g에 해당하는 비타민 C를 정맥 투여했다. 이 용량에서 비타민 C는 환자들의 통증을 줄여주었고 기분을 상승시켰으며 많은 환자들이 암 전문의가 예상했던 것보다 더 오랫동안 생존했다.

12년 전에 우리는 일주일에 두 번씩 30g에 해당하는 비타민 C를 정맥 투여했는데 신장암이 폐와 간에 전이한 남자 환자에게서 몇 주 만에 암세포가 사라졌다. 우리는 그때 비타민 C가 생체 반응 조절 물질(BRM, Biological Response Modifier)로 작용해 암환자들의 치료를 돕는 것으로만 생각했었다. 즉, 카메론과 폴링이 얘기했듯이 콜라겐 생성량을 증가시켜 암이 퍼져나가지 못하도록 벽을 쌓아 주는 역할과 인체 내의 면역 기능을 항진시키는 역할을 통해 항암 작용을 하는 것으로 알았던 것이다.

우리는 유방암이 뼈로 전이한 환자에게 비타민 C 100g을 일주일에 1~2회 정맥 투여해 전이 암이 사라지는 것을 발표한 적도 있다. 최근에 우리들은 비타민 C가 생체 반응 조절 작용뿐만 아니라 또 다른 항암 기능도 있다는 사실을 알게 되었다. 비타민 C가 암세포에 선택적으로 독성을 보여 항암제로서의 기능도 가지고 있음을 알게 된 것이다.

이러한 암세포에 대한 독성은 실험실에서 배양하는 여러 암세포 종류들에서도 나타났다. 이와 더불어 암세포를 죽이기 위해 필요한 만큼의 비타민 C 농도가 사람 몸속에 도달할 수 있다는 사실도 알게 되었다. 우리들뿐만 아니라 다른 연구 기관에서 여러 암환자들을 대상으로 시행한 실험과 동물 실험에서도 비타민 C가 생체 내에서 암세포에 독성을 나타낸다는 사실이 보고되었다.

우리는 여기에 약 50명의 암환자를 대상으로 시행한 비타민 C 정맥 주사요법을 요약해 설명하려 한다. 비타민 C 요법의 자세한 방법과 주의사항 그리고 신장 암이 전이한 환자들에게 비타민 C를 정맥 주사해 치료한 임상 예를 함께 소개한다."

그 아래로 리오단이 치유한 환자들의 이야기가 이어진다.

"우리는 거의 모든 종류의 고형암 환자들을 클리닉에서 진료했다. 많은 환자들이 비타민 C를 정맥 투여 받았고 그 효과도 다양하게 나타났다. 췌장의 머리 부위에 암이 있는 환자가 비타민 C 투여만으로 3년 반을 생존했고, 유방암 환자의 뼈 전이 암이 사라졌으며, 많은 비 호치킨성 림프암 환자들이 회복되었다. 비타민 C 치료를 받은 비 호치킨성 림프암 환자들 중에 암으로 사망한 사람은 없었고, 원발성 간암 환자들에게서 암이 사라졌으며, 대장 전이 암 환자들에게서는 암이 사라지거나 크기가 줄어들었다. 몸 전체로 암이 전이한 난소암 환자들에게서는 전이 암이 사라졌으며 생존 기간도 3년 이상이었다. 이미 전이해 있는 신장암 환자들도 두 명 있었는데, 이 두 사람은 모두 치유불가 판정이 났던 사람들이다. 이 두 사람에게서는 비타민 C 요법의 효과가 너무 극적이었기 때문에 신장암을 가진 환자들은 비타민 C 정맥 투여를 통해 커다란 도움을 받을 수 있다고 생각한다."

이제 의학은 하루 빨리 비타민 C를 항암 치료의 보조 요법으로라도 받아들여야 한다.

암환자들에게 비타민 C를 정맥 투여할 때 주의할 점

한편, 비타민 C 정맥 투여가 위험해질 수 있는 암환자들이 있다. 아래는 휴 리오단의 설명이다.

"우리의 경험상 비타민 C 정맥 투여의 부작용은 아주 드물다. 하지만 비타민 C 정맥 투여를 해서는 안 되는 경우와 고려해야 할 잠재적인 부작용들이 있다. 단 한차례만 보고된 것이기는 하지만 10g의 비타민 C 정맥 투여 1회 후에 암 조직이 괴사되면서 생긴 출혈로 인해 환자가 사망한 경우가 있는데 이것이 바로 암환자에게 비타민 C 정맥 투여 시 가장 주의해야 할 점이다.

이 이유 때문에 우리들은 항상 적은 용량의 비타민 C를 투여하기 시작해 그 용량을 증가시켜 나간다. 비타민 C 정맥 투여 전에 환자의 신장 기능에 이상이 있는지를 확인해야 하고, 수분 공급이 충분한지, 환자가 소변을 제대로 배출할 수 있는지를 확인해야 한다. 이를 위해 우리들은 비타민 C 투여 전에 혈액검사와 소변 검사를 실시한다.

G6PD(glucose-6-phosphate dehydrogenase) 효소가 결핍되어 있는 환자들에게서는 적혈구가 파괴되어 용혈이 일어난다. 그래서 우리는 비타민 C 정맥 투여를 시작하기 전에 모든 환자들에게 G6PD 검사를 실시한다.

비타민 C를 정맥 투여 하는 속도가 너무 빠르면 주입되는 부위에 통증이 오는데, 이럴 때는 투여 속도를 줄여주면 통증이 사라진다. 일부 환자들에게서 혈중 칼슘 농도가 떨어져 몸이 떨리는 증상이 나타나기도 한다. 이럴 때는 칼슘 글루코네이트 10cc를 1분에 1cc 정도의 속도로 서서히 정맥 주사하면 증상을 막을 수 있다.

신장 기능이 저하 되어 있는 사람들이나, 혈액 투석을 받고 있는 사람들, 체내에 철분이 과다하게 축적되는 유전질환을 가진 사람들, 옥살산염 결석이 생기는 사람들에게는 비타민 C 고용량 정맥 투여법이 금기라고 보고되어 있다. 하지만 옥살산염 결석이 자주 생기는 사람에게는 비타민 C 요법이 절대적 금기는 아니다. 마그네슘 제재(magnesium oxide, 하루 300mg 복용)와 비타민B6(하루 10mg 복용)로 옥살산염 결석이 자주 생기는 사람들에게서 신장 결석을 막을 수 있다는 보고들이 있다.

고용량의 비타민 C 분말을 녹여서 투여하기 위해서는 많은 양의 용액이 필요하다. 울혈성 심부전이나 복수가 찬 사람들, 부종이 있는 사람들처럼 체내에 수분이 축적되어 있거나 나트륨이 증가해 있는 사람들은 비타민 C 투여가 상대적 금기가 될 수 있다. 비타민 C를 정맥 투여할 때는 방울방울 떨어뜨려 서서히 주입하는 방법을 써야지 한꺼번에 정맥 주사로 밀어 넣어서는 안 된다. 또한 피하주사나 근육 내 주사로 투여되어서도 안 된다."

리오단은 "비타민 C 주입 속도가 1분에 1g을 넘어서는 안 된다."라고 말하면서 대부분의 환자에게서 1분에 0.5g의 비타민 C가 투여되는 정도로 주입 속도를 조절하면 아무런 문제가 없다고 전한다. 적은 용량을 서서히 주입하기 시작해서 비타민 C 정맥 투여 첫 주에는 하루 15g을 주 2~3회, 둘째 주에는 하루 30g을 주 2~3회, 셋째 주에는 하루 65g을 주 2~3회로 정해 투여하고, 그 후에는 환자의 비타민 C 혈중 농도가 100cc당 400mg을 유지하도록 용량을 조절하면 된다고 전하고 있다.

휴 리오단의 임상 경험은 의학이 지금 당장 받아들여도 될 만큼 잘 정리되어 있다. 닥터 캐스카트가 내게 보내왔던 편지를 보면 비타민 C를 이용해 감염성 질환의 치료에 힘을 쏟았던 닥터 캐스카트 자신도 리오단의 임상 경험을 발판으로 암환자의 치료에 적극적으로 임했다고 한다. 그는 이렇게 말했다.

"임상 예가 얼마 되지 않지만, 나의 치료 경험으로 볼 때 비타민 C는 암환자에게 효과가 있습니다(My limited experience in cancers is that it works)."

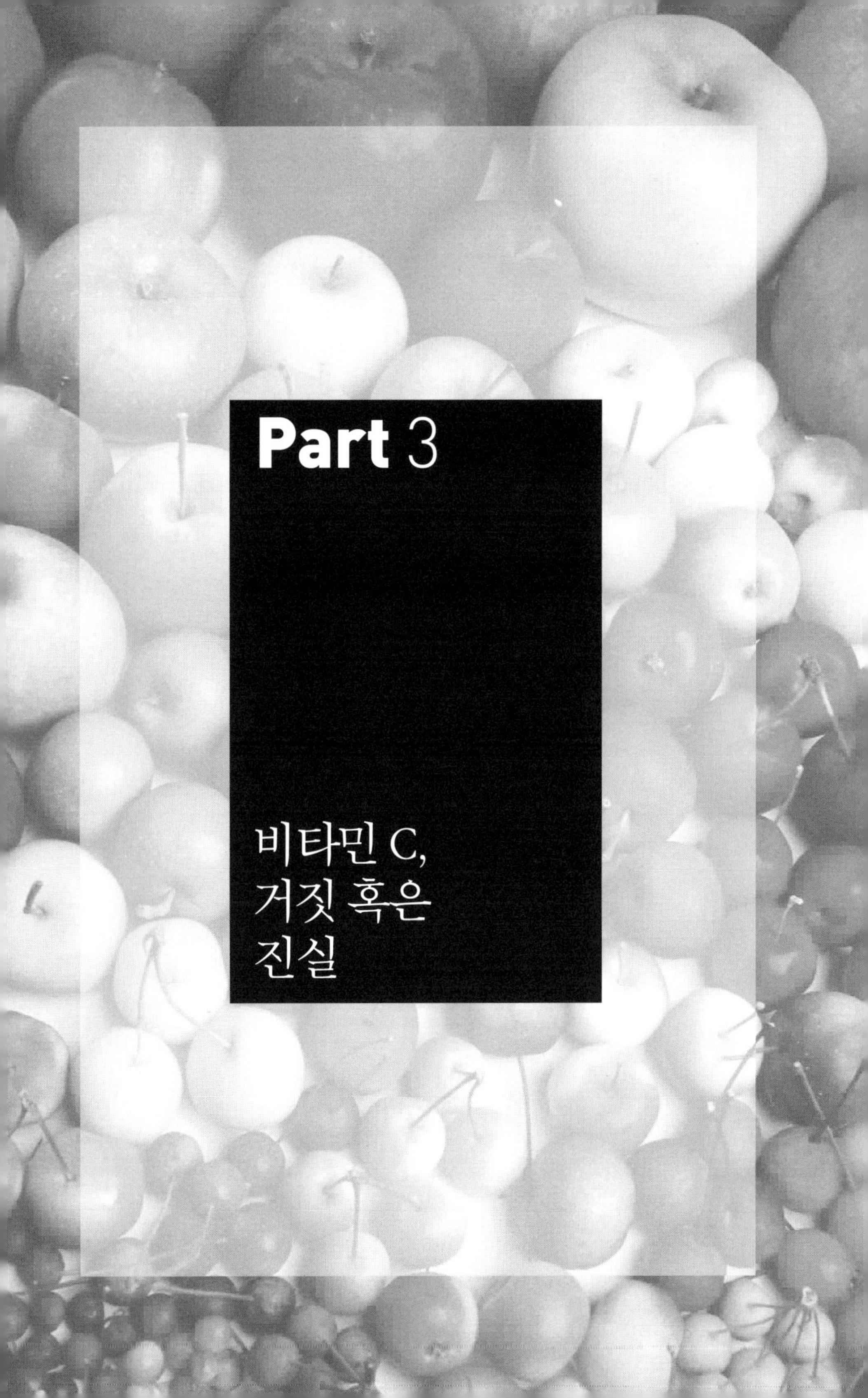

Part 3

비타민 C,
거짓 혹은
진실

비타민 C에는 어떤 부작용이 있는가

비타민 C는 고용량에서도 놀라울 만큼 부작용이 없는 자연물이다. 굳이 비타민 C의 부작용을 들어보자면 자신에게 적절한 용량을 넘어서는 용량이 투여되었을 때 나타나는 설사와 빈속에 복용했을 때 나타날 수 있는 속 쓰림 정도가 전부다.

그런데 여기서 한 가지 주의해야 할 것은 비타민 C를 투여하는 양 만큼이나 신경을 써야 할 것이 비타민 C를 투여하는 횟수라는 점이다. 하루에 똑같은 양을 투여한다 해도 얼마만큼 잘 복용 시간을 안배하느냐에 따라 같은 용량에서 설사가 나기도 하고 아무런 배변 이상이 나타나지 않기도 한다.

비타민 C를 복용했을 때 설사가 나타나는 이유는 이렇다. 비타민 C가 소장에서 모두 흡수되지 않고 대장으로 내려오게 되면 이 흡수되지 않고 장 속에 남아있는 여분의 비타민 C가 대장 벽으로부터 물을 끌어내는데, 이것이 바로 설사의 원인이다.

쉽게 설명하기 위해 우유를 마시면 설사하는 사람들에 비유해 보자. 이 사람들은 우유 속에 들어있는 유당을 분해하는 효소가 결핍된 사람들이다. 이런 사람들은 유당이 제대로 분해되지 않아 몸이 이를 흡수할 수 없게 되고, 흡수되지 않은 유당이 대장으로 내려오면 장벽으로부터 물을 끌어내 설사가 나는 것이다.

비타민 C로 인한 설사 역시 흡수되지 않고 남은 여분이 대장으로 내려왔을 때 나타나는 현상이다. 결국 비타민 C의 부작용으로 거론되는 설사는 절대적인 부작용이 아니며, 투여된 비타민 C가 그 순간 몸이 받아들일 수 있는 양을 넘어섰을 때 나타나는 상대적인 부작용일 뿐이다.

이렇게 설사가 나타나는 용량을 사람 별로 재어본 닥터 캐스카트는 설사를 유발하는 용량이 개인 별로 차이가 나고 똑같은 사람이라 할지라도 몸이 건강할 때와 몸이 건강하지 못할 때 설사 유발 용량이 달라진다고 전했다. 몸이 아플 때는 비타민 C 필요량이 더 늘어나고 장에서의 비타민 C 흡수율도 더 증가한다는 이야기인 것이다.

한편, 비타민 C가 투여되면 장운동이 촉진되기 때문에 변비가 있는 사람들은 고용량의 비타민 C를 복용하면 한결 화장실 가기가 편해진다. 변비로 고생하는 사람들은 장이 견디는 용량을 넘는 비타민 C의 부작용을 이용해 변비로부터 해방될 수도 있다.

그런데 한 가지 주의할 것은 타블렛으로 만들어진 비타민 C에서는 판이한 효과가 나타나기도 한다는 점이다. 타블렛에 섞여 들어간 고형제가 변비 증상을 불러오기도 하기 때문이다. 제약회사들이 무엇을 섞어 넣었는지 말하지 않는 것이 지금의 현실이고 보면, 변비 증상을 해소하고 싶은 사람들은 비타민 C 분말을 이용하는 것이 최상일 것이다.

한편, 비타민 C를 복용하면 방귀가 잦아지는 사람들이 있다. 부작용이라 하기에는 멋쩍은 얘기겠지만 냄새가 심한 사람들은 생활이 조금 불편할 수도 있겠다. 하지만 비타민 C가 가져다주는 이로움에 비한다면 백번 감수하고도 남을 일이다.

비타민 C를 먹으면 속이 쓰리다는 사람들도 있다. 아스코르빈 산 형태의 비타민 C에서 나타나는 현상이다. 이런 사람들은 빈속에 먹는 것을 삼가고 식후나 식사를 하는 중간에 비타민 C를 복용하는 것이 좋다. 장이 예민한 사람들이 타블렛 제재의 비타민 C를 먹은 경우에는 타블렛이 부서지기 전까지 장벽을 자극해 속 쓰림을 불러오기도 한다. 기계적인 자극이 복통을 가져오는 경우라 할 수 있다. 이런 사람들은 타블렛 제품을 피하고 비타민 C 분말이나 젤라틴 캡슐에 분말이 담긴 제품을 이용하는 것이 좋다.

아스코르빈 산 형태의 비타민 C 분말을 견뎌내지 못하는 사람들은 아스코베이트 나트륨 형태의 미네랄 비타민 C를 이용해야 하는데, 닥터 캐스카트의 조언에 의하면 자신은 아스코베이트 나트륨으로는 아스코르빈 산 형태의 비타민 C와 같은 효과를 얻지 못했다고 한다.

그 외에 간혹 소변이 많이 나온다거나 갈증이 심하다는 사람들이 있는데 이런 사람들은 칼슘 제재나 칼슘이 들어간 영양제를 함께 복용하면 부작용이 사라진다.

한국에는 아직 만드는 회사가 없지만 미국에서는 캡슐에 담긴 비타민 C 분말 제재를 만나볼 수 있다. 비타민 C 분말을 거북하게 여기는 사람들에게 권할 만한 제재다. 비타민 C 분말을 복용하는 것이 최선이고 그것이 여의치 않으면 비타민 C 캡슐, 한국이나 미국에서 보편화되어 있는 비타민 C 타블렛 제재는 그 후의 선택이 되는 것이 좋다. 메가 도스가 아닌 하루 2~3g 정도의 비타민 C를 복용하고 있는 사람들은 타블렛 제재를 사용해도 괜찮다. 하지만 타블렛 제재로 비타민 C 메가 도스를 시도하는 것은 올바른 비타민 C 복용법이 아니다.

에스터 C는 정말 귀족 비타민 C인가

비타민 C 가족들 중에 유일하게 광고에 등장하는 비타민 C가 있다. 기존 비타민 C 보다 흡수 속도가 빠르고 체내에 더 오래 머무르며, 산기를 없애 여타 비타민 C 제재를 복용하면 속이 거북했던 사람들도 이용할 수 있다는 내용으로 포장되어 전달되는 '에스터 C' 가 바로 그것이다.

비타민 C 제재로는 유일하게 미국 특허를 받아낸 것이 바로 에스터 C인데, 미국 특허를 받아낸 이후부터 세계 시장으로도 특허를 걸면서 진출하고 있다. 이미 우리나라에도 효과가 훨씬 뛰어난 비타민 C라는 이름으로 에스터 C가 나타나고 있는데, 이 에스터 C를 베껴낸 아류도 덩달아 시장에 나오게 될 것이다.

지금부터 잔뜩 메이크업을 하고 등장한 에스터 C를 바로 보는데 도움이 되었으면 하는 마음으로 그 정체를 해부해 보고자 한다.

에스터 C는 특정 제품을 지칭하는 상품명이다. 누구나 다 만들어내 이름 붙일 수 있는 비타민 C가 아니라는 얘기다. '1989년 4월 18일 4,822,816번' 이라는 미국 특허가 걸린 개인 소유물이며, 만들려면 로열티를 물어야 하는 특허물이다.

에스터 C 발견의 첫 걸음은 아스코베이트 칼슘 형태의 비타민 C를 새로운 제조 공정을 통해 만들어보려던 미국 애리조나의 조그마한 회사에서 시작되었다. 그때까지 아스코베이트 칼슘을 만드는 방법은 아스코르빈 산 형태의 비타민 C와 칼슘 카보네이트(Calcium Carbonate)를 반응시켜 아스코베이트 칼슘 형태로 비타민 C의 모습을 바꾼 후에 알코올이나 아세톤을 이용해 아스코베이트 칼슘 결정을 침전시키는 방법이었다.

인터 캘이라는 회사는 이 방법을 탈피해 아스코베이트 칼슘 제조의 모든 과정을 정제된 물속에서 진행시키는 새로운 제조 공정을 시도했는데, 여기서 뜻밖의 산물 에스터 C를 찾아내게 되었다. 아스코르빈 산과 칼슘 카보네이트를 반응시킨 후에 그 반응물들을 그대로 말려 아스코베이트 칼슘을 얻어낸다는 의도였는데, 아스코르빈 산과 칼슘 카보네이트를 반응시켜 얻은 물질이 기대했던 아스코베이트 칼슘과는 다른 모습을 보였다.

무엇이 이러한 차이를 보이는지 알아내기 위해 많은 사람들이 뛰어들었고, 분석 초기에 연구자들이 내린 잠정적인 결론은 여러 개의 아스코베이트 칼슘들이 에스터 형태로 결합되며 복합체를 이루고 있으리라는 것이었다. 이를 토대로 에스터 형태의 비타민 C라는 뜻으로 에스터 C라는 이름이 붙여졌다. 그런데 보다 깊이 있는 연구가 행해지면서 에스터

C는 에스터 형태나 아스코베이트 칼슘 형태로 이루어진 단일 제재가 아니라 아스코베이트 칼슘과 비타민 C의 대사산물들이 함께 존재하는 복합 제재라는 결론이 내려졌고, 이로 인해 오늘날 에스터 C라는 이름은 성분명이 아닌 상품명으로 통하게 되었다.

에스터 C가 아스코르빈 산이나 아스코베이트 칼슘 형태의 비타민 C보다 생체 내로의 비타민 C 흡수 속도가 더 빠르고 흡수량도 더 많으며 체외 배설 속도는 더 느리다는 사실이 동물 실험을 통해 여러 차례 검증되었고 인체에서도 동일한 효과가 있음이 알려졌다.

에스터 C의 흡수율이 좋다는 것은 이론의 여지가 없다. 하지만 '왜'라는 물음을 찾아가면 거기에는 비타민 C의 대사산물이 큰 역할을 하고 있다는 걸 알 수 있다. 기존의 아스코베이트 칼슘과 에스터 C에 존재한다는 비타민 C 대사물들을 섞어서 투여하면 에스터 C에서 보이는 것과 같은 상승효과를 나타낸다. 이는 곧 에스터 C에 덤으로 얹혀져 있는 효과들이 비타민 C 대사물에 기인함을 나타내주는 것으로, 에스터 C는 세상이 비타민 C의 대사물들에 관심을 기울이게 하는데 큰 역할을 했다.

흡수율이 높고 체내에 오래 머무른다는 것은 사실이지만 반세기 동안 비타민 C를 치료약으로 이용해 온 의사들의 진료 기록들을 분석해 보면 에스터 C는 그리 반길만한 손님이 아님을 쉽게 알 수 있다.

지금까지 아스코르빈 산 형태와 아스코베이트 나트륨, 아스코베이트 칼슘들이 환자들의 치료에 이용되었는데, 이 중에서 아스코베이트 칼슘은 고용량으로 투여할 수 없다는 결론이 내려졌다. 이후, 비타민 C로 환자들을 치료하는 의사들은 정맥 투여에는 아스코베이트 나트륨을, 내복용으로는 아스코베이트 나트륨이나 아스코르빈 산 형태의 비타민 C를 이용하게 되며, 아스코베이트 칼슘은 치료 목적으로 비타민 C를 고용량으로 투여할 때에는 절대 사용하지 말라고 권하고 있다.

에스터 C는 이렇게 치료목적의 메가 도스용으로는 적합하지 않은 아스코베이트 칼슘 형태의 비타민 C를 함유하고 있다. 체내로 빠르게 흡수되고 오래 머무르기는 하지만 비타민 C는 청소차와 같아서 할 일을 마치거나 여분이 있으면 빠르게 그 자리를 뜨는 게 최선이다. 그렇게 빨리 자리를 떠야 소변을 통해 방광과 요도에도 신선한 비타민 C가 공급될 수 있다.

에스터 C로 인해 비타민 C 대사산물이 비타민 C의 흡수 속도와 흡수량을 높여준다는 새로운 발견을 했고 비타민 C와 비타민 C 대사산물의 상호작용으로 의학의 눈을 끌어들이는 데도 큰 역할을 했지만, 에스터 C를 치료 목적으로 고용량 투여할 수는 없다. 아르코르빈 산 형태의 비타민 C에 속쓰림을 느끼는 사람들에게는 산기를 없앤 에스터 C가 속을 편하게 해줄 수 있지만, 이러한 목적이라면 아스코베이트 나트륨이 더 적절한 제재이다.

다시 한 번 강조하지만, 에스터 C는 메가 도스용 비타민 C 제제가 아니다. 에스터 C 하루 복용량은 2g 정도로 제한하고 그 이상의 비타민 C를 복용하고자 하는 사람들은 아스코르빈 산 형태의 비타민 C나 아스코베이드 나드륨 형태의 미네랄 비타민 C 제새를 사용해야 한다.

천연비타민 C 제품은 정말 자연산인가

비타민 제재가 우리나라의 보약 개념처럼 자리 잡고 있는 미국에서는 비타민 시장이 생각 밖으로 크게 자리 잡고 있다. 홍수라는 말이 어울릴 정도로 미국 상점 어디를 가나 저마다의 브랜드를 앞세운 비타민 제재들이 범람하고 있다. 이 제재들은 의약품이 아닌 식품으로 분류되면서 미국 FDA의 관리 영역을 벗어나 있는데 이들은 똑같은 이름을 달고 있다 해도 제조사에 따라 그 효과가 천차만별일 정도로 차이가 난다.

우리나라의 한약재들이 한의사들의 관리 하에 제어되고 있는 반면, 미국의 자연물 의약 시장은 브레이크가 풀려 있는 자동차와 같아서 그 수요와 공급에 있어 의학적 논리는 배제된 채 잔뜩 부풀린 입소문들이 시장을 미친 듯이 끌어가고 있다. 시장이 커지면서 순수해야 할 이곳에도 냄새나는 상업주의가 흘러들어 오고 있는 것이다.

누구나 가까이 할 수 있는 자연물인 비타민 C에도 천박한 자본주의 논리가 들어서면서 이를 돈벌이에 이용하려는 사람들이 생겨나고 있다. 그 중 하나가 천연비타민 이야기인데 천연비타민 C라면서 자신들의 제품의 우월성을 강조하며 마케팅에 나서는 사람들이 우리나라에도 생겨난다는 소식을 접했다. 그 소식을 듣는 순간 미국에서 그릇되게 전달되고 있는 천연비타민 C 이야기가 떠올랐다.

자연계에 존재하는 비타민 C는 시중에 나와 있는 비타민 C 제재와는 그 성분이 다르고, 천연비타민 C는 그 효과가 인공으로 합성한 비타민 C보다 훨씬 커서 비타민 C 제재를 선택할 때도 천연비타민 C로 만들어진 제재를 선택해야 한다는 논리가 그것이다.

이 논리를 이용해 자신들의 제품이 천연비타민이라며 세상을 기만하는 사람들이 있다. 비타민 C의 작용만을 놓고 보면 시중에 나와 있는 비타민 C가 자연에 존재하는 비타민 C와 다를 바 없다. 단 과일과 야채 등의 식물에는 비타민 C와 함께 상승 작용을 일으키게 하는 물질이 들어있는데, 이것이 자연계에 존재하는 비타민 C가 더 낫다는 우월론을 불러일으키는 주 요인이 되고 있는 것이다. 그러니까 자연계에 존재하는 비타민 C가 더 낫다는 논리는 비타민 C 자체에 대한 우열의 논리가 아니라 과일이나 야채와 같은 자연물에는 비타민 C와 나란히 자리 잡고 있는 물질들이 있어서 상승작용을 기대할 수 있다는 이야기인 셈이다.

물론 동일한 양의 비타민 C라면 자연물을 통해 섭취하는 비타민 C가 낫다는 것은 당연한 이야기일 것이다. 하지만 인체가 필요로 하는 비타민 C 양에 도달하기 위해서는 자연물만으로는 불가능하다. 괴혈병을 예방하는 데는 충분하지만, 비타민 C를 질병의 예방과 치료에 이용하기 위해서는 과일이나 야채를 통한 섭취만으로는 역부족인 것이다.

천연비타민 C라는 이름을 달고 나타나는 비타민 C 제재들을 마치 자연산 비타민 C로 만들어진 것처럼 선전하고 있는데, 이건 '눈 가리고 아웅' 하는 것일 뿐이다. 이는 비타민 C 제재에 과일 열매를 조금 섞어놓고 자연산이라는 이름을 붙여 가격을 높게 받는 상술에 불과하다. 자연산만으로 비타민 C 1g을 함유한 비타민 C 복합 정제를 만든다면 사람이 삼킬 수 없을 정도의 크기가 되어버리기 때문에 그저 구색을 갖추느라 과일 열매를 조금 섞어 넣은 것일 뿐이다. 천연비타민 C에 들어 있는 과일 열매들은 기껏해야 5% 정도밖에 되지 않는데, 이들로만 비타민 C 1g 정제를 만든다면 그 크기가 골프공보다 더 커지게 된다.

천연비타민 C라는 이름을 달고 있는 제재를 복용할 필요는 없다. 지금까지 반세기 이상을 실험실과 진료실에서 이론적 토대를 다져가며 환자의 치료에 이용되어온 비타민 C 역시 시중에 나와 있는아스코르빈 산이나 아스코베이트 나트륨 형태의 비타민 C였다.

질병의 치유 효과를 나타낼 정도의 비타민 C를 자연물을 통해 섭취한다는 것은 불가능하다. 지속적으로 비타민 C 제재를 복용해야 하는 이유가 바로 이것이다. 비타민 C에는 귀족이 없다.

로즈힙, 아세로라 그리고 비타민 C

지구상에 현존하는 식물들 중에 비타민 C 함량이 가장 높은 것은 호주에서 수확되는 빌리고트(Billygoat)다. 터미날리아 페르디난디아나(Terminalia ferdinandiana)라는 본명을 가지고 있고 여러 가지 다른 이름으로 불리기도 하는 이 과일은 중량의 3.2%에 해당하는 양의 비타민 C를 함유하고 있는 것으로 유명해졌다. 이후 열매들 중에 비타민 C의 함량이 중량의 5%에 달하는 것들도 발견된다고 알려졌고 비타민 C와 더불어 엽산과 항산화제들의 함량도 높다는 사실이 알려졌다. 호주 원주민들이 수만 년간 식용으로 사용해온 빌리고트는 높은 비타민 C와 항산화제 함량 때문에 화장품의 원료로 많이 쓰였는데 이제는 이를 건강보충제의 원료로 만들어가고 있기도 하다.

한편 우리나라 사람들에게 친밀한 열매로 구기자를 들 수 있다. 늘 호흡기 질환에 시달려왔던 지난날을 돌아보면 어머니께서 구기자 열매를 구해 오셔서 차로 달여 주시던 기억이 지금도 선명하다. 옛 생각을 하면 시큼한 그 맛이 아직도 내 입 속에 여운을 남긴다. 구기자는 100g 당 비타민 C 함량이 2500mg, 2.5%에 달할 정도로 높다.

그리고 그 다음으로 들어볼 수 있는 과일 열매들이 로즈힙과 아세로라다. 로즈힙은 100g 당 2000mg, 아세로라는 100g 당 1600mg의 비타민 C를 함유하고 있는데, 이 둘은 비타민 C 정제를 만드는데 이용되면서 천연비타민 C 논란을 불러일으키는 과일 열매들이기도 하다.

빌리고트, 구기자, 로즈힙, 아세로라 모두 다른 과일 열매들에 비해서는 현격히 높은 비타민 C 함량을 자랑한다. 오렌지가 100g당 함유하고 있는 비타민 C의 양이 50mg에 불과하다는 사실을 보더라도 이들의 비타민 C 함량은 대단히 높은 것이다. 하지만 이 과일 열매들만으로 비타민 C 정제를 만들어낼 수는 없다.

아무리 이들을 잘 가공 처리한다 해도 최대 비타민 C 함유량이 1g 정제당 200mg을 넘어서지 못한다. 따라서 과일 열매로 만든 순수 천연비타민 C라고 광고하는 대부분의 천연비타민 C들은 비타민 C 제조사들이 로즈힙이나 아세로라 열매를 합성 비타민 C와 섞어서 만들어낸 것이라고 봐도 무방하다.

늘 강조하는 말이지만 '합성 비타민 C' 와 과일 열매에 존재하는 '비타민 C' 의 작용에는 차이가 없다. 다만 로즈힙이나 아세로라 열매에는 비타민 C의 흡수율을 증가시키고 약리작용을 돕는 바이오플라보노이드라는 물질을 비롯한 여러 가지 이로운 영양소가 함께 하고 있기 때문에 사람 몸에 더 좋다는 논리가 스며져 나오는 것이다.

하지만 문제는 이러한 과일 열매를 5% 정도 섞어 놓고 천연비타민 C라고 둘러대는 상술에 있다. 이러한 제재들은 과일 열매들의 함량이 너무 적어서 비타민 C 작용의 상승을 기대하기 힘들다. 그리고 이러한 나무 열매만으로 비타민 C 1g 정제를 만든다면 그 크기가 너무 커서 사람이 삼키지도 못한다. 결국 천연비타민 C라는 것은 '눈 가리고 아웅' 하는 상술이고 최대 이윤의 추구라는 기업 모토가 드라이브를 걸어 만들어낸 하나의 작품일 뿐이다.

순수한 비타민 C 단일 제재를 규칙적으로 투여하는 것, 그것이 올바른 비타민 C 복용법의 시작이고 그 용량의 조절을 통해 최대한의 효과를 이끌어내는 일, 그것이 비타민 C 가이드들이 해야 할 일이다. 천연비타민 C와 합성 비타민 C의 약리작용에는 차이가 없다. 비타민 C는 비타민 C일 뿐이다.

비타민 C를 많이 먹으면 콩팥에 돌이 생긴다는 말이 사실인가

라이너스 폴링이 《비타민 C와 감기》라는 책을 펴내고 비타민 C 운동을 시작했을 때, 곧바로 비판가들의 입에서 튀어나온 말이 '비타민 C를 고용량으로 복용하면 신장 결석이 생긴다'는 말이었다. 그때부터 시작된 이런 비판이 임상적인 증거도 제대로 갖추지 못한 채 30년이 지나도록 계속되고 있다.

비판가들이 말하고 있는 신장 결석의 형태는 옥살산염 결석이다. 비타민 C 대사 과정 중에 나타나는 옥살산을 지목해 고용량으로 비타민 C를 복용하면 옥살산의 양이 크게 증가해 소변에서 옥살산이 칼슘과 결합하여 돌이 된다는 얘기다. 하지만 비타민 C 고용량 복용자에게 이런 일은 일어나지 않는다. 고용량 복용에서 옥살산의 양이 늘어나는 것은 사실이지만, 그 비율이 신장 결석을 유발할 수치까지 도달하지는 않는다. 유전적으로 체내에서 옥살산이 많이 만들어져 나오는 사람들이 있는데 이런 사람들은 체질적으로 신장 결석에 걸리기 쉽다. 만약 이런 경우라면 비타민 C 복용에 주의를 기울여야겠지만 일반인들에게는 아무런 문제가 없다.

닥터 캐스카트의 말이다.

"나는 비타민 C를 1969년부터 초고용량으로 환자들에게 투여하기 시작했다. 비타민 C가 신장 결석을 유발할 수 있다는 말이 나왔을 때 나는 나의 임상경험상 비타민 C가 신장 결석을 가져오지 않는다는 확신이 있었기 때문에 환자들에게 비타민 C를 초고용량으로 계속 투여했다. 나는 지금까지 2만 5천명이 넘는 환자들을 초고용량의 비타민 C로 치료했다. 그렇게 비타민 C를 고용량으로 투여 받은 환자들 중 신장결석이 생긴 환자는 한 사람도 없었다."

캐스카트의 개인적인 경험이 아니더라도 수십 년간 계속되어온 여러 임상실험에서 내린 결론 역시 "비타민 C는 유전적 이상이 있는 사람이나 체내에서 옥살산 생성량이 증가해 있는 사람들을 제외하고는 신장 결석을 유발하지 않는다."는 것이다.

비타민 C는 신장 결석을 유발하지 않을 뿐만 아니라 신장 결석의 발생을 방지하는 능력이 있다. 소변 내에 존재하는 아주 작은 미생물들이 칼슘을 비롯한 여러 물질들을 그들 주위로 침착시킨다. 결국 미생물이 핵이 되어 결석을 유발하게 되는 것인데, 이때 비타민 C는 소변 내에서 이런 미생물들을 직접 죽이는 역할을 한다.

난, 신장 결석에 걸린 적이 있는 사람들이나 신장 기능에 이상이 있는 사람들 그리고 혈액투석을 받고 있는 사람들은 비타민 C 복용에 주의를 기울여야 한다. 이런 사람들은 의사의 지도 감독 하에 비타민 C를 복용하는 것이 좋다. 하루빨리 비타민 C가 치료약으로 받아들여져야만 이런 사람들도 비타민 C의 도움을 받을 수 있다.

일반인에게서 일어나는 신장 결석 발생률과 비타민 C를 고용량으로 복용하는 사람에게서 일어나는 신장 결석 발생률에는 차이가 없다. 옥살산 결석이 자주 발생하는 사람들은 마그네슘 제재(Magnesium Oxide, 하루 300mg)와 비타민B6(하루 10mg)를 복용하면 결석 방지에 도움을 준다. 결론적으로 말해 비타민 C는 신장 결석 유발의 원인이 아니다.

비타민 C는 많이 먹어봤자 소변으로 빠져 나간다는 말이 사실인가

비타민 C에 대한 비판은 고용량의 비타민 C가 이런저런 이유로 인체에 해가 된다는 얘기에서부터 시작되었다. 실험실 시험관 속이라는 가상현실의 공간에서 만들어진 연구 자료들이 언론 매체를 타며 비타민 C의 유해성이라는 이름으로 세상으로 나왔지만, 이들은 생명력을 잃고 이내 사라져갔다.

많은 사람을 대상으로 한 임상실험에서 단 한 번도 비타민 C의 독성이 나타나지 않았건만 비타민 C 비판가들은 오랫동안 그런 이야기들을 반복해왔다. 자신들의 논리를 뒷받침할 임상자료들이 없다는 사실을 느낀 이후로는 이제 인체는 하루 200mg 정도의 비타민 C만 있으면 충분하고 그보다 많은 양이 몸속으로 들어가면 모두 소변으로 배설된다고 얘기하고 있다.

비타민 C 고용량 복용은 쓸데없는 것이고 200mg의 비타민 C 복용만으로도 혈액 속의 비타민 C 농도가 최고점에 도달해 그보다 많은 양은 소변으로 나가기 때문에 비싼 오줌을 누게 된다는 이야기다. 그런데 이 이야기들은 커다란 문제점들을 안고 있다.

먼저 이 이야기를 하는 사람들은 비타민 C 혈중 농도만을 측정했을 뿐, 인체 조직에 존재하는 비타민 C 농도를 가늠해보지 않고 있다. 비타민 C는 뇌를 비롯한 각 장기와 조직에 많은 양이 분포해야 하고 백혈구와 같은 혈액 세포 속에도 그 양이 충분해야만 적절한 기능을 유지할 수 있다. 혈액 내에 충분한 비타민 C가 항상 대기하고 있어야 몸속의 빠른 변화에 대처할 수 있다. 같은 비타민 C 혈액 농도를 가진 사람이더라도 인체 내의 각 부위에 존재하는 비타민 C의 양이 다르다는 것이 보고되었고, 이렇게 조직 내에 적절한 농도를 유지하기 위해서는 고용량이 필요하다는 것도 알려져 있다.

비타민 C를 자동차 보험에 견주어 보자. 일 년 내내 사고 한 번 없었다고 보험을 내팽개칠 수 있는가? 도로 위에 항상 위험이 존재하고, 나만 운전을 제대로 한다고 사고가 방지되는 것이 아니듯, 사람의 몸도 건강하지 못한 유해 환경에 처해 있기 때문에 비타민 C와 같은 파수꾼이 항상 지켜주고 있어야 하는 것이다.

두 번째로 이들의 논리에는 건강한 사람에 비해 만성 질환에 빠져있거나 유해 환경에 처해 있는 사람들은 비타민 C 필요량이 크게 증가한다는 상대적 용량 개념이 들어있지 않다. 건강한 자원자들에게 비타민 C를 주고서 농도를 측정하는 지극히 단순한 실험으로 자신들의 논리를 세우려 하고 있는 것이다. 그림에 대한 지식도 없고 들여다 볼 줄도 모르는 사람들이 그림의 예술적 가치를 논하고 있다고 볼 수 있을 만큼 이들에게서 비타민 C에 대한 깊이를 찾을 수가 없다.

그리고 세 번째로 이들은 소변으로 배출되는 비타민 C가 그냥 아무 일도 하지 않고 버려지는 것으로 생각하고 있다. 혈액 속에서 온전한 형태 그대로 소변으로 나가는 비타민 C는 방광염을 예방하고 방광암 발생을 막아준다. 비뇨기 계통을 보호해 주는 것이다.

내가 일했던 실험실은 쥐들에게 척수 손상을 주고 여러가지 치료법을 통해 쥐들이 척수 손상으로부터 얼마만큼 호전되는지를 살펴보는 곳이었다. 손상된 쥐들의 상태를 측정하는 전 세계 공통의 기준을 마련했을 정도로 이 분야에서는 권위 있는 실험실이었다.

이곳에서는 쥐에게 척수 손상을 준 후에 꼭 비타민 C를 먹인다. 체내에서 비타민 C를 스스로 만들어내는 쥐에게 비타민 C 용액을 시럽에 타서 먹이는 것이다. 그 이유는 비타민 C를 충분하게 주고 소변으로 온전하게 배출되게 함으로써 척수 손상 후 흔히 발생하는 비뇨기 계통의 감염을 막아주자는 취지다. 다시 말하지만 결코 비싼 오줌이 버려지는 것이 아니다.

네 번째로 혈중 농도를 넘어서는 비타민 C가 모두 소변으로 배설된다는 것은 잘못된 생각이다. 비타민 C는 위 점막을 통해 위장 속으로 분비되기도 하고 침 속이나 체액 속으로도 분비된다. 위 점막을 통해 위장으로 분비되는 비타민 C는 위염과 위궤양, 나아가서는 위암의 원인이 될 수 있는 '헬리코박터 파일로리' 라는 세균을 섬멸하는데도 일조한다.

혈중 농도가 더 이상 오르지 않는다고 해서 고용량의 비타민 C가 필요 없다는 얘기는 비타민 C 이야기를 조금만 깊이 있게 들어보아도 옳지 못한 이야기라는 걸 알 수 있다.

비타민 C가 철 과다증을 유발한다는 말이 사실인가

언론이 비타민 C 부작용을 거론하기 시작하면 어김없이 등장하는 소재 중 하나가 바로 철 과다증이다. 비타민 C가 철 흡수를 촉진시키기 때문에 비타민 C를 고용량으로 투여하면 철 과다증에 걸린다는 논리다.

비타민 C가 철분 흡수에 도움을 주는 것은 사실이다. 그래서 이 사실만 놓고 보면 논리가 그럴듯해 보이고, 이런 이야기들이 기존 지식인들의 입을 통해 전달되기 시작하면 철 과다증은 비타민 C가 야기할 수 있는 부작용처럼 느껴진다. 하지만 이 역시 시험관 속에서 일어나는 일을 확대 해석해 인체 내에서 벌어지는 실제 상황으로 받아들이면서 만들어진 잘못된 논리다. 하나는 알아서 겉모습은 훑었지만 둘은 내다보지도 못해 그 속을 알아보지 못한 껍데기 논리일 뿐이다.

먼저 우리들이 섭취하는 음식물 중에 철이 어떤 형태로 존재하는지 알아보자. 우리가 섭취하는 철분의 음식물 내 형태는 크게 나누어 유기철과 무기철로 나누어 볼 수 있다. 유기철은 단백질과 결합된 형태로 존재하는 철분으로 무기철에 비해 흡수가 더 잘 되며 사람의 몸속으로 들어오는 철분 중 가장 큰 비중을 차지한다.

한편 음식물 중에 존재하는 무기철은 두 가지 다른 모습으로 존재할 수 있다. 하나가 2가 철 이온의 형태이고 다른 하나는 3가 철 이온의 형태다. 쉽게 말하자면 하나가 산화된 모습이고 나머지 하나가 환원된 모습이라고 표현해 볼 수 있다. 이 두 가지 무기철 중에 환원된 형태인 2가 철 이온은 산화된 형태인 3가 철 이온에 비해 흡수가 더 잘되고 3가 철 이온은 인체 내로 흡수가 제대로 되지 않는다.

비타민 C는 환원제다. 그래서 3가 철 이온을 만나면 이를 2가 철 이온으로 환원시켜 준다. 비타민 C가 철분 흡수를 촉진시킨다는 이야기는 음식물 중에 존재하는 3가 철 이온을 비타민 C가 2가 철 이온으로 환원시켜 그 흡수를 돕는다는 이야기다. 하지만 음식물 중에 존재하는 무기철 형태의 3가 철 이온의 비중이 낮아 비타민 C가 투여되어도 철 과다증을 일으키지 않는다.

비타민 C에 의해 촉진되는 음식물 속 3가 철 이온은 비타민 C가 50mg만 있어도 포화상태에 이를 만큼의 양이다. 다시 말하자면 비타민 C가 50mg이 있거나 1g이 있거나 철분 흡수에는 차이가 없다는 이야기다. 고용량의 비타민 C를 복용하면 덩달아 철분 흡수량도 똑같이 증가한다는 논리가 철 과다증을 거론하는 사람들의 논리인데 비타민 C의 철분흡수 촉진 작용은 mg 단위에서 포화상태에 이르기 때문에 철 과다증은 생기지 않는다. 철분이 함유된 미네랄 보충제를 과다 복용하지 않는 한 먹는 음식물을 통한 철 과다증은 비타민 C에 의해 유발되지 않는다.

다만 철 과다증을 염려해야 하는 사람들이 있다. 바로 탈라세미아와 같은 혈액질환으로 정기적으로 수혈을 받아야 하는 사람들과 체내에 이미 철분 축적이 문제가 되고 있는 혈색소증 환자들이다. 이러한 사람들에게서는 비타민 C의 무기철 흡수 촉진 작용도 반갑지 않은 손님이 될 수 있다. 하지만 비타민 C가 소변을 통해 이러한 사람들의 철분 체외 배출을 돕는다는 보고서도 있고 환자들에게 도움을 준다는 보고서도 있다. 체내 철분 축적이 문제가 되고 있는 사람들은 비타민 C에 대한 지식이 있는 담당 전문의와 복용을 상의해야 한다.

신장결석을 쉽게 유발하는 사람들에게 비타민 C가 위험요소가 될 수 있듯이, 비타민 C의 철분흡수 촉진 작용 역시 이미 철 과다증에 노출되어 있는 사람들에게 문제가 될 수 있을 뿐이다. 그렇지 않은 경우라면 비타민 C가 철 과다증을 일으키지 않는다.

비타민 C는 임상검사의 결과에 영향을 미칠 수 있다

비타민 C와 같은 항산화제를 고용량으로 복용하고 있을 때에는 병원에 가서 여러 가지 임상검사들을 받을 경우에 주의해야 할 점들이 있다.

비타민 C를 비롯한 자연 항산화제들은 그 자체의 작용만으로는 대단히 안전한 물질이고 부작용 또한 드물다. 부작용으로 나타나는 것들도 의료인들이 잘 지도해주면 예방할 수 있는 것들이다. 그런데 이렇게 안전한 물질들이지만 전자를 쉽게 내어주고 자신은 산화되어 산화물들을 환원시키는, 항산화제 고유의 특징 때문에 산화 환원 반응을 이용하는 여러 임상검사법과 부딪칠 때가 있다. 이럴 때에는 검사치를 해석하는 데 주의를 기울여야 하고 사전에 충분한 검토가 있어야 한다.

대표적인 경우가 요즈음 당뇨병 환자마다 가지고 있는 휴대용 혈당측정기로 혈당을 재는 경우다. 그리고 소변을 받아 당뇨가 있는지를 알아보는 간단한 당뇨 테스트도 영향을 받는 검사법들 중의 하나다. 혈당을 재는 방법에는 몇 가지 경우가 있는데 휴대용 혈당측정기는 포도당 산화제(glucose oxidase)라는 효소를 이용해 혈당을 측정한다. 혈액 내에 존재하는 포도당(glucose)을 먼저 포도당 산화제를 이용해 산화시킨다. 여기서 발생하는 전자가 과산화수소수(H_2O_2)를 발생시키고 이 과산화수소수에 과산화제(peroxidase)가 작용하면서 발색물질로부터 두 개의 전자를 빼앗아와 발색물질이 색깔을 발현하게 되는 것이다.

비타민 C를 고용량으로 복용해서 혈중 비타민 C 농도가 상승한 경우에 자가 혈당측정기를 이용해 혈당을 측정하면 실제 수치보다 낮게 나온다. 혈장을 이용하지 않고 손가락을 란셋으로 찔러 나오는 혈액을 직접 사용하기 때문에 병원에서 혈액을 걸러 혈장만을 이용하는 측정법보다 10% 정도 낮게 나오지만 이를 감안하더라도 비타민 C 고용량 복용 시에는 이보다 10% 정도 더 낮게 나올 수가 있다.

이처럼 비타민 C가 혈당치를 낮게 하는 이유는 포도당 산화제법을 이용해 혈당을 측정할 때 나타나는 산화 환원 반응에서 발색물질로부터 전자가 나와야 색깔 반응이 나타나는데 비타민 C가 산화 환원 반응에 먼저 뛰어들어 자신이 전자를 내어주면서 발색 반응 진행이 저해되기 때문이다. 항 혈액응고제 와파린을 복용할 때 비타민 C가 그 작용을 저해하는 메커니즘과 유사하다. 비타민 C는 자신이 쉽게 전자를 내어주며 산화하는 환원제라서 산화환원 반응을 주 메커니즘으로 하는 약물이나 검사법들과는 충돌하게 된다.

소변검사를 이용해 당뇨를 테스트 하는 검사법 역시 포도당 산화제법을 이용하고 있다. 그래서 이 검사 역시 비타민 C를 고용량으로 복용하고 있을 때에는 당의 검출이 영향을 받을 수 있어 주의해야 한다.

병원에서는 포도당 산화제법 이외에 헥소키나제(hexokinase)라는 효소를 이용해 혈당을 측정하는 방법도 사용한다. 이 헥소키나제법을 이용하면 비타민 C에 의해 혈당이 낮게 측정되는 것을 방지할 수 있다. 이 방법은 포도당을 헥소키나제와 반응시킨 후 발생하는 포도당 6 인산(glucose 6-phosphate)이라는 물질을 다시 포도당 6 인산 탈수소효소(G6PD, glucose 6-phosphate dehydrogenase)라는 효소로 반응시켜 함께 투여한 NAD+를 NADH로 변환시킨다. 그리고 이렇게 발생하는 NADH를 340nm에서 분광기로 읽어 혈당을 측정한다. 복잡한 반응이지만 포도당 산화제를 이용한 혈당측정법과 헥소키나제를 이용한 혈당측정법의 차이를 잘 살펴보면 자가혈당측정기에서 혈당을 측정했을 때 고용량의 비타민 C가 혈당을 낮게 나오게 할 수 있는 이유를 잘 알 수 있다.

병원에서 시행하는 대변잠혈검사도 고용량의 비타민 C를 복용하고 있을 때에는 영향을 받을 수 있다. 대변잠혈검사는 대장암 발생 유무를 진단해가는 첫 단계의 기본검사법이라고 할 수 있는데, 대장암 발생이 증가하는 추세이고 보면 50세 이상의 성인남녀라면 누구든지 한 번은 받는 것이 좋은 검사법이다. 미국은 50세 이상의 성인남녀에게 대변잠혈검사와 대장내시경검사를 통해 대장암 검사를 받을 것을 권유한다. 대변잠혈검사는 대변에서 적혈구의 존재를 알아내 위장관 내에 소량의 출혈이 있는지를 알아보는 검사법인데 이 검사법 역시 적혈구에 존재하는 과산화제(peroxidase)의 산화 환원 반응을 이용하는 터라 고용량의 비타민 C가 영향을 주어 적혈구가 존재하는데도 없는 것으로 나타날 수 있다.

여타 검사들 중에서도 소변, 대변을 검체로 하고 산화 환원 반응을 이용하는 검사들은 고용량의 비타민 C를 복용할 때에는 검사치의 해석에 주의를 기울여야 한다.

비타민 C를 복용하면 5~6시간 정도 혈중 농도를 유지한다. 비타민 C를 고용량으로 복용하면서 자가 혈당 측정을 매일 하는 사람들은 이 사실을 염두에 두고 혈당 측정을 일정한 시간에 하든지 아니면 비타민 C 복용 후 얼마 정도 지난 시간에 하는 방법을 통해 검사에 대한 영향을 줄여갈 수 있다.

제일 좋은 것은 의료계가 자연의약에 대한 이해의 폭을 넓혀서 의사와 환자가 자유롭게 터놓고 이러한 사실들을 이야기하며 건강을 함께 찾아가는 길이다.

비타민 C가 암을 유발한다던 사이언스의 논문은 진실인가

비타민 C가 암을 유발한다는 이야기를 처음 접했던 것은 2001년 6월 14일 저녁 무렵이었다. 텔레비전 방송과 신문 기사에 비타민 C가 암을 일으킬 수 있고 유전자 손상을 가져올 수 있다는 무시무시한 이야기가 실렸다는 사실을 친구들로부터, 서울에 있는 가족들로부터 전해 들었다.

논문 발간 일자가 그해 6월 15일인데, 이에 앞서 언론의 자의적인 보도가 이루어졌고 미처 논문을 훑어볼 겨를도 없이 비타민 C는 치명상을 입었다. 논문의 저자들이나 언론은 파울 플레이를 했다. 이러한 잘못된 보도와 과학자들의 헛된 명예욕이 계속된다면 조용히 진행되어가고 있는 비타민 C 운동은 지금보다 한층 거세질 것이고 언젠가 비타민 C의 진실이 세상에 제대로 전달되어지는 날 언론과 진리를 호도한 현학자들은 역사의 심판을 받게 될 것이다.

비타민 C가 암을 유발한다고 보도한 논문을 찬찬히 읽으며 느낀 건

'어떻게 이런 논문이 세상을 흔들 수 있는가?' 하는 생각이었고, 논문은 이해가 되지 않을 만큼 작위적인 요소가 다분했다.

내용은 이렇다. 시험관 속에 산화된 지방을 잔뜩 집어넣고 비타민 C를 넣었더니 거기에서 DNA를 손상시킬 수도 있는 물질이 생겼다는 것이다. 논문 내용을 살피지 않고 그냥 무심코 듣고 있으면 정말 그럴 듯하다. 그리고 논문의 결론 부분을 세심히 읽지 않으면 언론 보도도 일리가 있다고 느껴진다.

그러나 문제는 실험자들이 설정한 패러다임이 현실에서는 일어날 수 없는 상황이라는 것이다. 비타민 C는 이들의 실험에서 시험관 속으로 쏟아 부은 산화지방이 사람 몸에서 생겨나는 것을 막아준다. 이 능력이 바로 비타민 C가 가지고 있는 강력한 항산화 작용이다.

이들은 비타민 C가 체내에 충분히 존재하면 생겨나지 않을 물질을 과량으로 미리 만들어서 시험관 속으로 넣어버렸다. 그런 다음 비타민 C를 시험관 속에 넣었다. 이들이 쏟아 부은 산화지방의 농도는 사람의 혈액 내에 존재할 수 있는 산화지방 최대량의 만 배가 넘는 양이다.

또, 이들은 시험관 속에 비타민 C와 산화 지방을 두 시간 씩이나 두었다. 체내에 산화지방이 생겨나면 이들은 비타민 C와 만나기 전에 체내에 존재하는 여러 효소들에 의해 변환 처리된다. 시험관 속에는 이러한 변환 효소를 하나도 집어넣지 않았다. 그런 상태에서 산화지방이 비타민 C를 두 시간 씩이나 붙잡고 있게 만든 것이다.

비타민 C가 관여하는 산화 반응은 조 단위도 길 정도로 찰나의 순간에 마무리 된다. 두 시간은 어찌 보면 영원에 가까운 시간이다. 또 이들은 산화 지방의 농도는 무지막지한 양 하나로 고정한 채, 비타민 C의 농도를 사람의 혈액 내에 존재할 수 있는 8가지 농도로 나누어 실험했다. 왜 이들은 '비타민 C를 인체 내의 상황에 맞게 하기 위해 8가지 농도를 사용했다'는 설명을 사족처럼 붙이면서 그들이 사용한 산화지방의 농도에 대해서는 일절 언급이 없었을까? 이들이 어디로 가고자 했는지를 잘 알게 해주는 대목이 아닐 수 없다.

사람을 이용한 실험도 동물을 이용한 실험도 아니며, 세포를 쓰지도 DNA를 이용하지도 않은 실험 하나 때문에 언론에서 비타민 C가 암을 유발한다고 보도되었다. 이런 보도가 감행된 데에는 언론과 논문 저자들의 책임이 크다. 저자들은 논문의 결론 부분을 아주 묘하게 처리했다.

"비타민 C가 산화지방을 분해하는 반응을 일으키는 효율로 보았을 때, 이 과정이 생체 내에서 상당량의 DNA 손상을 가져올 수 있다."

이들은 생체 내에서 일어날 가능성도 없는 이 화학 반응 하나를 놓고 DNA 손상 가능성을 제기했다. 이 허무한 결론 부분을 언론이 한 술 더 떠 보도한 것이다.

비타민 C는 결코 암을 일으키지 않으며 DNA 손상도 가져오지 않는다. 비타민 C는 암을 예방하고 DNA 손상을 예방하고 치료한다. 사이언스에 실린 이 논문은 민물고기를 바닷물에 집어넣고 비타민 C를 주었더니 물고기가 죽었다는 이야기와 다를 바 없다.

사이언스에 실린 논문에는 어떤 문제가 있는가

사이언스에 실린 논문은 이제까지 발견되지 않았던 새로운 화학반응 하나를 찾아내었다는 점에서는 그 독창성이 인정된다. 사이언스에 이 논문이 실릴 수 있었던 이유도 거기에 있다. 하지만 이를 사람에게 적용한다는 것은 소설과 다를 바 없는 이야기다. 그런데 이 논문의 저자들은 결론 부분에 버젓이 소설을 쓰고 있다.

미국의 빌 사르디라는 사람이 논문의 저자에게 보낸 편지를 보면 무엇이 잘못된 것인지 다시 한 번 확인할 수 있다.

"불행하게도 사이언스에 실린 비타민 C와 DNA 손상에 대한 당신의 논문은 당신이 해외에 나가 있어서 질의에 대답할 수 없는 시점에 발간되었다. 언론이 예전의 연구들과도 별다를 바 없는 이번 연구를 커다랗게 보도했다는 점 또한 유감스러운 일이다.

비타민 C가 산화제인지 항산화제인지는 그 동안 논란이 되어왔다. 시험관 연구의 결과를 놓고 하루 200mg의 비타민 C가 사람의 유전자에 해를 끼칠 수도 있다고 내린 결론은 당신이 인용하지 않은 역학 조사나 사람을 대상으로 한 연구들에서 아직까지 증명된 적이 없는 것들이다.

당신의 논문이 기고된 날은 2001년 2월이었고 당신은 2000년까지 발간된 여러 논문들을 참고자료로 인용했다. 그런데 아래에 제시한 2000년까지의 사람을 대상으로 시행된 비타민 C와 DNA 손상에 관한 연구보고들은 당신의 연구결과를 뒷받침하지 않고 있다. 이 연구결과들도 당신의 논문에 인용이 되었어야 하지 않는가? 내 말이 틀렸는가? 나는 당신의 논문이 왜 이러한 자료들을 인용하지 않았는지 이해할 수 없고 왜 언론에 당신의 연구결과가 사람을 대상으로 한 실험을 물론 역학조사에서도 증명된 적이 없었다는 사실을 알리지 않았는지 무척 궁금하다.

당신이 언론에 한 말은 비타민 C가 암을 유발할 수도 있다고 생각할 여지를 잔뜩 남겨놓았다. 당신의 연구결과에 상반되는 시험관 밖에서 시행된 연구결과들을 고려한다면 당신은 논문의 결론 부분을 보다 명확하게 해서 이 문제를 스스로 해결해야 한다.

예를 들어, 존스홉킨스 대학의 연구자들은 담배를 피우지 않는 성인들을 대상으로 하루 500mg의 비타민 C 투여한 실험에서 DNA에 산화 손상이 일어난다는 증거를 찾지 못했다. 〔Cancer Epidemiol Biomarkers Prev 2000 Jul;9(7):647-52〕

독일의 연구자들은 흡연자와 비흡연자들에게 하루 1000mg의 비타민 C

를 7일간 투여한 후 혈액 속의 림프세포를 관찰했을 때, 그들에게 DNA 손상은 일어나지 않았다고 전했다. [Free Radic Res 2001 Mar;34(3):209-19]

20명의 건강한 자원자들을 4개의 그룹으로 나누어 한 그룹은 가짜 약을, 다른 세 그룹은 각각 하루 500mg, 1000mg, 5000mg의 비타민 C를 2주간 투여한 면역과학연구소의 실험에서도 비타민 C는 유전자 변형을 가져오지 않았고 NK 세포에도 아무런 해를 끼치지 않는 항산화제라고 결론을 맺었다. [Cancer Detect Prev 2000;24(6):508-23]

런던의 연구자들은 하루 260mg의 비타민 C와 철분 복합제의 효과를 측정한 적이 있다. 여기서도 철분의 존재 유무에 관계없이 비타민 C 보충제가 DNA 손상을 가져온다는 근거를 찾을 수 없다고 결론을 내렸다. [Biochem Biophys Res Commun 2000 Nov 2;277(3):535-40]

아일랜드에서는 연구자들이 자원자들에게 하루 1000mg의 비타민 C를 42일 동안 투여하고 말초 혈액의 림프세포들을 과산화수소수에 노출시켜 DNA 손상을 유발하는 실험을 했다. 이 연구에서 비타민 C를 투여하면 과산화수소수에 의해 일어나는 DNA 손상이 크게 줄어든다는 결과가 나타났다. [Br J Nutr 2000 Aug;84(2):195-202]

이상의 결과에 대해 당신은 어떻게 생각하는가. 당신의 답변을 기다려보겠다."

결국 사이언스의 논문 한편과 언론의 잘못된 보도로 세상은 속내를 들여다보지 못한 채 오해의 바다로 떠내려갔던 것이다.

의사들은 왜 비타민 C에 부정적인가

한국에서는 비타민 C를 환자 치료에 직접 이용하는 의사들을 찾아보기 힘들었는데 내가 《신비로운 비타민 C》《우리집 홈닥터 비타민 C》《숨겨진 비타민 C 치료법》을 차례로 발간하면서 제약회사들이 고용량의 비타민 C 분말과 정맥 주사액을 만들어내고 의료인들이 환자의 치료에 이를 사용하기 시작하면서 조금씩 비타민 C 치료법이 뿌리내리기 시작했다. 비타민 C는 의학에 있어서는 외딴 섬과 같은 존재다. 그곳에 가면 치유의 희망이 있고 치유의 길이 보인다고 아무리 얘기해도 의학은 받아들이지 않았다. 한 번쯤 함께 가 보았으면 좋으련만 주류의학은 비타민 C를 외면했다.

아쉽게도 의과대학 교육과정 중에 비타민 C와 같은 물질들에 대한 교육 과정이 전무하다. 의대생들에게 수많은 의학지식이 전달되고 있고 그들의 머릿속이 의학 정보의 홍수로 범람하고 있지만 정작 그 속에서 비타민 C에 대해 배우는 것은 시대에 뒤떨어진 전근대적인 영양학 조금뿐이다. 하나도 배우지 못했다는 말이 더 어울릴 것이다. 달리는 기차 속에서 바깥 풍경을 바라보듯 그렇게 비타민 C의 모습을 스쳐 지나간다. 비타민 C가 부족하면 괴혈병에 걸린다. 비타민 C는 콜라겐 합성에 관여한다. 일일 권장량은 60mg 안팎이다. 이 정도가 전부다.

여기에 보태어 비타민 C를 고용량으로 복용했을 때의 부작용이라면서 신장 결석을 비롯한 잘못된 부작용들을 학생들에게 전달한다. 미국 역시 예외가 아니다. 의사시험 문제집에 버젓이 '다음 중 비타민 C의 부작용인 것은?' 이라는 문제가 있고 그 정답이 '신장 결석' 으로 나와 있다.

이렇게 의과대학을 졸업하고 의사가 되는 순간까지 머릿속에 담아지는 비타민 C에 대한 지식은 백 년 전의 낡은 지식뿐이다. 그리고 의사가 되고 환자를 치료하고 과학을 다루는 논문을 접하게 되면 비타민 C로부터 더욱 멀어진다. 누구도 가르쳐 주지 않고 자기 손에 잡히는 자료들 어디에도 비타민 C 고용량 복용법이 제대로 소개되지 않는다. 이런 현실이 바로 지금 동료 선후배들이 비타민 C 고용량 복용법을 납득하지 못하는 큰 이유다.

현대의학은 자본이 움직여 간다. 매머드가 된 제약회사들과 바이오 기업들이 그들의 자본으로 의사들을 교육하고 자신들의 산물을 임상실험을 통해 합리화시켜 의학의 전면으로 세운다. 이런 현실에서 비타민 C는 찬밥 신세가 된다. 인류의 건강 증진보다 이윤 추구가 우선인 기업들이 특허를 걸 수도 없고, 팔아봤자 큰돈이 되지도 않는 비타민 C에 눈길을 줄리 만무하다. 임상실험을 하려 해도 거기에 소요되는 자본을 어디에서 구하겠는가?

비타민 C가 세상으로 돌아오기 위해서는 지금 환자들을 진료하고 있는 의사들에게 비타민 C의 모습을 제대로 보여주어야 한다. 비타민 C 이야기를 찾아 자료들을 수집하며 반세기가 넘는 세월을 거슬러 올라가다가 불과 반세기 전에 이루어졌던 이야기들이 어떻게 이렇게 무 잘리듯이 의학에서 잘려 나가버렸는지 이해할 수가 없었다.

의사의 눈이 아닌 환자의 눈으로 떠났던 여행이어서였는지, 지금의 의학에 대해 회한이 차올랐었다. 앞으로 어둠 속에 묻혀 있는 비타민 C 이야기들이 햇볕을 받으면 언젠가 의사들의 진료실에서 "비타민 C를 드십시오."라는 이야기를 전하는 날이 올 것이다.

그때까지 비타민 C 이야기의 불씨를 꺼지지 않게 지펴가며 의학에 비타민 C 이야기를 전하는데 최선을 다하리라 다짐해본다.

비타민 C 메가 도스란 무엇인가

비타민 C 투여 용량은 크게 세 가지로 구분하여 규정해볼 수 있다. 하루 60mg 정도로 알려져 있는 '일일권장량'과 이를 넘어서 g단위로 올라오는 '고용량(High Dose)' 그리고 질병의 치유를 염두에 두고 투여되는 '초고용량(Mega Dose)'이 그것이다. 괴혈병을 예방한다는 취지의 일일권장량이나 건강을 증진시킨다는 취지의 고용량이라는 말에는 어느 정도 익숙해져 있지만, 아직까지 우리나라에 메가 도스의 개념은 제대로 서 있지 않다.

한 가지 분명한 것은 아무도 고용량과 메가 도스의 경계선을 그을 수 없고 체질에 따라 고용량이 메가 도스의 효과를 나타낼 수도 있을 만큼 비타민 C 반응도에는 커다란 개인차가 있다는 점이다. 따라서 이 경계를 단정적으로 말할 수는 없지만, 누적되어 온 비타민 C 진료기록들을 참고한다면 하루 10g 정도가 일반적으로 둘을 나누는 가늠선으로 제시될 수 있을 것이다.

장이 설사를 유발하지 않고 견뎌 내는 용량이 인체가 필요로 하는 비타민 C의 적정량이라고 제시한 닥터 캐스카트와 그의 버팀목 역할을 한 닥터 클레너의 임상경험들을 보면 질병의 치료 목적으로 사용되는 비타민 C 메가 도스의 최소량은 10g이 그 최저점임을 알 수 있다. 캐스카트는 클레너의 진료기록들을 토대로 비타민 C를 이용해 환자들을 치료해 나가기 시작했는데, 캐스카트의 비타민 C 치료법은 클레너의 치료법을 바탕으로 이를 수정 보완한 것이라 할 수 있다.

캐스카트가 클레너와 다른 점은 캐스카트의 경우에는 바이러스나 세균에 의한 감염성 질환과 여러 만성 염증성 질환들로 그 치료대상을 국한시켰다는 점이다. 캐스카트는 비타민 C로 환자들을 치료하면서 적정용량을 찾아나갔는데, 1971년부터 시작해 지금까지 2만 명이 넘는 환자들을 대상으로 얻은 그의 결과는 누구도 쉽게 부인할 수 없을 만큼의 호소력을 가지고 있다.

그가 제시하는 메가 도스의 비타민 C 용량은 이를 처음 접했던 내게도 충격적이었을 만큼 커다란 산과 같은 모습을 하고 있다.

"한 가지 놀라운 사실은 하루 12g 정도만 투여해도 설사를 하던 사람이 감기에 걸리자 하루 30g~60g의 비타민 C를 투여해도 설사를 하지 않았다는 사실입니다. 심한 감기나 독감에 걸리면 100g, 어떤 경우에는 150g을 투여해도 설사를 하지 않습니다. 단핵구증이나 바이러스성 폐렴의 경우에는 하루 200g 이상을 투여해도 설사가 나타나지 않았습니다."

"인체가 병적인 상태에 빠지면 아주 짧은 기간일지라도 그와 같은 다량의 비타민 C를 필요로 합니다. 단핵구증이나 바이러스성 폐렴에 걸리면 첫 이틀 동안에는 하루 0.5 파운드(225g)의 비타민 C를 필요로 하는 환자들도 있습니다."

"근본적으로 병에 빠져들었을 때는 그 병의 증상이 심할수록 더 많은 비타민 C를 투여할 수 있고 그렇게 충분한 양의 비타민 C를 투여해야 몸을 회복시킬 수 있습니다.비타민 C를 충분히 투여하면 빠르게 병상에서 일어날 수 있습니다. 그렇게 몸이 회복되어가는 과정 중에 장이 견뎌내는 비타민 C의 양은 몸이 정상으로 돌아오는 시점까지 지속적으로 줄어들어갑니다."

캐스카트는 "병적인 상황에서 급격히 증가하는 비타민 C 요구량을 충족시켜 주지 못하면 증세의 호전을 가져올 수 없다"고 말하면서, 증상 완화와 투병 기간의 단축 그리고 합병증을 최대한으로 줄이기 위한 비타민 C 요구량은 "설사를 불러일으키기 직전의 장이 견디는 최대 용량"이라고 했다.

여기서 잊지 말아야 할 것은 하루에 비타민 C를 투여하는 횟수다. 캐스카트는 메가 도스를 투여하는 것과 더불어 하루에 4회에서 18회에 이르기까지 여러 번에 나누어 비타민 C를 분산 투여했다는 사실이다. 그리고 또 한 가지 명심해야 할 사실은 캐스카트가 제시한 비타민 C 용량은 분말을 토대로 하고 있다는 점이다.

타블렛 형태의 비타민 C는 이보다 훨씬 낮은 용량에서 위장장애를 불러일으키고 설사를 유발한다. 다시 한 번 강조하건데 질병의 치료목적으로는 비타민 C 분말을 투여하는 것이 원칙이다.

질병의 치료목적으로는 왜 분말 형태의 비타민 C를 이용해야 하는가

비타민 C 메가 도스를 주장했던 사람들이 하나같이 비타민 C 분말을 강조했고 환자들의 치료에 사용된 비타민 C 역시 분말 형태였다. 하지만 정작 세상이 받아들인 건 메가 도스에서 제일 부적절한 형태로 평가받고 있는 타블렛들이다.

건강을 유지하기 위해 하루에 몇 알 정도 복용하는 일반인들에게는 타블렛 형태의 비타민 C가 아무런 지장을 주지 않겠지만, 만성 소모성 질환을 가진 사람들이 질병의 진행을 막고 치유의 길로 들어서기 위해 시도하는 메가 도스 요법에서는 타블렛 형태의 비타민 C는 피해야 할 대상이다. 다량의 비타민 C가 타블렛의 형태로 인체 내에 들어간다면 분말을 알약으로 만들기 위해 섞어 넣은 고형제들로 인해 어떤 형태의 부작용이 나타날지 누구도 알 수 없기 때문이다.

자본주의 논리가 철저하게 지배하고 있는 세상이고 보면 비타민 C를 만들어내는 회사가 이윤추구를 제일 목표로 한다는 것은 능히 짐작해 볼 만하다. 인류의 건강증진은 이윤추구 뒤로 가서 서는 게 현실이고 개인 기업들에게 공익을 추구하라고 말하는 것도 공염불이 되기 십상이다.

하지만 여기에서 한 가지 아쉬운 것은 비타민 C를 만들어내는 회사들이 좀 더 솔직해져야 한다는 것이다. 메가 도스를 주장하면서 메가 도스에 적합하지 않은 제재라고 알려진 타블렛을 들이미는 것은 지극히 비윤리적이다. 건강 증진과 질병의 예방을 위해 하루 몇 알을 영양제 삼아 복용하라면 하자가 없다. 하지만 메가 도스를 주장하고 질병의 치유 효과를 내세운다면 이야기가 달라진다.

비타민 C의 제 모습을 그대로 보여주고 타블렛 형태의 비타민 C가 어떤 불순물을 함유하고 있고 그래서 메가 도스가 되면 어떤 부작용을 예상할 수 있는지도 알려주어야 한다. 하지만 우리나라 제약회사들이 만들어낸 비타민 C 타블렛들을 보면 무엇을 섞어 넣었는지 알 길이 없다. 그들은 아무것도 이야기하지 않고 비타민 C 분말로만 알약을 만들었다고 한다. 하지만 비타민 C 분말만으로 알약을 만들 수는 없다.

이곳 미국 시장에 숱하게 널린 비타민 C들은 어김없이 다양한 형태의 고형제를 담고 있는 제재들이다. 하지만 일반인들은 이 고형제에 대해 무지하다. 표기되어 있는 고형제 성분이 무엇인지도 모르면서 비타민 C가 몸에 좋다는 얘기를 전해 듣고 약병을 집어 든다. 이런 사람들이 메가 도스를 시도한다면 어떤 무리수가 생길 지 능히 짐작해볼 수 있다.

타블렛 형태의 비타민 C에는 여러 가지의 고형제들이 들어간다. 제조

회사별로 분말로부터 알약으로 만들어가는 제조공정이 다르고 첨가제도 다 다르다. 고형제를 이것저것 섞어 단단하게 만들고 첨가제를 섞어 넣어 멋들어진 모습의 비타민 C 타블렛을 만들어낸다. 제조공정 상에 쉽게 부스러져 나가는 것을 막자니 더 단단하게 만들어야겠고 그러자니 고형제를 더 집어넣게 되는 것이다.

오랫동안 탐스럽게 반짝거리는 모습을 유지할 수 있도록 방부제도 집어넣고 겉을 코팅제로 둘러싸버리기도 한다. 제대로 된 비타민 C 제조회사들은 비타민 C의 모든 모습들을 드러내 보여주고 그 판단을 비타민 C 복용자에게 맡긴다. 내가 가장 신뢰하고 있는 한 비타민 C 제조회사의 설명을 들여다보면 메가 도스를 시도하는 사람들에게 어떤 형태가 적절한 제재인지를 잘 알 수 있다.

"타블렛 형태의 비타민 C는 침대 곁이나 차, 주머니 속에 간편하게 휴대할 수 있고 얼마나 복용했는지를 쉽게 기억할 수 있어 편리합니다. 하지만 모든 타블렛들은 고형제나 윤활제와 같은 첨가물들이 들어가게 됩니다. 우리는 타블렛이 풀어지지 않도록 묶어놓기 위해 셀룰로스 바인더를 사용하고 아주 적은 양의 식용 지방(스테아릭 산, stearic acid)을 윤활제로 씁니다. 윤활제를 써서 타블렛을 찍어내는 기계에 타블렛이 달라붙지 않게 만드는 것입니다. 물론 우리는 설탕이나 색소, 인공감미료, 그리고 어떤 형태의 바람직하지 않은 첨가물도 섞어 넣지 않습니다. 하지만 비타민 C 타블렛은 메가 도스용으로 만들어진 게 아닙니다. 하루에 메가 도스의 비타민 C를 타블렛 형태로 복용하게 되면 과량의 고형제가 따라 들어가게 되기 때문입니다. 이 때문에 부작용이 일어날 수 있습니다. 이 타블렛들은 절대 씹어 먹어서는 안 됩니다. 이빨의 에나멜층이 파괴되기 때문입니다. 그리고 이 타블렛들은 위장이 예민한 사람들에게는 타블렛이 위 속에서 부서지기 전까지 위벽에 자극을 주어 일시적인 위장장애를 일으키기도 합니다."

물건을 만들어 팔면서 그 어두운 면까지 알려주는 이런 사람들이 있다는 사실이 신기하기만 하다. 사람의 생명을 다루는 의약이라면 당연한 처사일 텐데 이런 모습이 새삼스럽게 느껴진다는 건 현대 사회가 그만큼 어두워졌다는 얘기일 거다.

쏟아져 나오는 의약들의 내면을 다 들여다 볼 수 있으면 좋으련만 우리에게 던져지는 건 상업주의로 둘러싸여 그 단면이 가려진 약들이 주류를 이루고 있다. 그런 약들에 절어 긴 시간들을 보냈던 지난날들이 떠오르면서 비타민 C의 모습도 이제 발가벗고 세상으로 나와야 한다는 생각을 했다. 타블렛에 비해 불편하고 복용이 성가시긴 하지만 메가 도스를 필요로 하는 만성 소모성 질환의 환자들에게는 비타민 C 분말이 권해져야 한다.

고용량의 비타민으로 치료를 시도하는 근거는 무엇인가

비타민을 고용량으로 이용해 환자들의 치료를 시도하는 근거는 무엇인가? 이 물음을 풀어갈 실마리는 자연물 교정 의학을 처음 세상에 알렸던 폴링이 어떤 계기로 이 분야에 발을 들여놓기 시작했고, 무엇이 그를 비타민 연구에 빠져들게 했는지를 거슬러 올라가보면 알 수 있다. 그가 1992년 정신분열병 재단에서 실시한 '건강의 열쇠 비타민 C(Vitamin C: The Key to Health)' 라는 연설을 한 번 살펴보자.

"건강에 신경을 쓰기 시작하면서 비타민이 내게 어떤 도움을 줄 것인지에 관심을 갖게 되었다. 하지만 나 자신이 비타민 연구에 깊숙이 관여할 생각은 없었다. 그런데 어느날 아브람 호퍼(Abram Hoffer)와 험프리 오스몬드(Humphry Osmond)의 일을 우연히 알게 되었다.

정신질환의 분자 생물학적 근거를 10여 년간 연구해왔던 차에 호퍼와 오스몬드가 정신분열병 환자들에게 비타민 B3와 비타민 C를 주어 치료한 이야기를 읽게 된 것이다. 처음 그 이야기를 접했을 때 나는 별다른 느낌을 갖지 못했다. 왜냐하면 그때 나는 비타민에 대해 아는 게 별로 없었기 때문이다. 그러다가 일주일쯤 후에 이런 생각이 들었다.

'이거 참 이상하다. 내 나이가 예순 여섯인데 왜 여태껏 비타민과 같은 물질들이 이런 일을 할 수 있다는 걸 들어본 적이 없을까?'

그때까지 내가 비타민에 대해 알고 있는 건 하루 비타민 C 몇 mg만으로도 괴혈병으로 죽는 것을 예방하기에 충분하고 미량의 비타민 B3가 펠라그라로 사람들이 죽어가는 것을 막아줄 수 있다는 것이었다. 그런데 호퍼와 오스몬드는 이보다 천 배나 만 배 쯤 더 많은 양을 환자들에게 주고 있었고, 이런 양의 비타민들이 결핍증 예방과는 다른 강력한 생리적 효과를 나타내고 있었다.

나는 약에 대해 어느 정도 알고 있다. 어떤 병에 효과가 있는 약이 있을 때, 이 약의 용량을 증가시킬수록 그 효과도 증가하게 된다. 이런 사실을 오래간 연구해온 현명한 의사들과 의료계 종사자들은 중병에 걸린 생명을 구하기 위해서는 가능한 한 많은 양의 약을 투여해야 그 치유 가능성이 커진다는 걸 알고 있다. 하지만 너무 많은 양을 투여하면 환자를 해치거나 사망하게 할 수 있다는 것이 이 논리의 한계다. 그래서 투여 용량을 치사량이나 사람에게 독성을 나타내는 용량보다는 적게 해야 하는데 이것이 바로 지금 의사들이 처방하고 있는 용량들이다.

그렇다면 비타민은 어떨까? 비타민은 미량으로도 사람의 생존을 가능하게 할 만큼 강력한 생리 작용을 나타내는 대단히 신비로운 물질이다. 그런데 이 비타민들을 천 배나 만 배 용량으로 투여했는데도 사람이 죽지 않았던 것이다. 여기서 나는 우리가 비타민에 대해 두 가지 의문점을 가질 수 있다고 생각하게 되었다.

첫째는 각각의 비타민 결핍증으로 사망하는 것을 막기 위해 얼마나 많은 양의 비타민이 필요한가 하는 것인데, 이에 대한 대답은 우리가 이미 잘 알고 있다. 이것이 바로 정부 기관들에 의해 제시되는 각 비타민들의 일일권장량이다. 이 일일권장량은 그리 건강하지 못한 상태에서 겨우겨우 생명을 유지하며 살아갈 수 있을 만큼의 양이다.

또 하나의 의문점은 이렇게 광범위한 비타민 용량이 사람에게 투여되어질 수 있다면 사람들이 최상의 건강을 유지하기 위해서는 과연 얼마만큼의 비타민이 필요한 것일까 하는 것이다. 나는 과학자로서 먼저 각각의 비타민들에 대한 문헌조사를 통해 이 의문점에 대한 대답을 구하기로 했다. 그리고 내가 책을 읽어온 지난 63년간 얼마만큼의 비타민이 사람 몸에 적절한 용량인가에 대한 글을 한 번도 읽은 적이 없다는 사실에 스스로 놀라기도 했다.

그렇게 문헌들을 찾아 나섰지만 그 물음에 답을 해 줄 수 있는 책을 하나도 발견할 수 없었다. 이 중요한 물음에 대한 답이 없다는 사실이 정말 이상하다고 생각했다. 그래서 나는 지난 25년간 대단히 많은 시간과 노력을 기울여서 그 물음에 대한 해답을 구하려고 노력했다.

정신분열병을 비롯한 여러 정신 질환에 거대한 용량의 비타민을 이용해 치료에 성공한 사례들은 뇌에 생긴 국소적 필수 물질 결핍증을 해소해 거둔 성과라고 할 수 있다. 정신분열병을 불러올 수 있다는 유전자도 이러한 여러 필수 물질들의 대사에 관여하여 뇌에 필수 물질 결핍증을 야기하는 유전자일 수 있다.

정신 질환을 자연물 교정 요법으로 치료하는데 성공하려면 개인차를 염두에 두고 환자 한 사람 한 사람에게 철저한 검사와 관심을 기울여야 한다. 이런 방법은 정신 치료에서는 일상적이지만 항암요법 같은 치료에서는 찾아보기 힘들다. 환자들에게 얼마만큼의 필수물질들이 필요하고 어떤 치료법을 행해야 하느냐에 대한 근거를 제시해줄 수 있는 진단법이 훗날 반드시 만들어지리라 생각한다.

나와 나의 동료들은 이러한 방법들을 찾아내기 위한 연구들을 진행해가고 있는데, 머지 않은 시간 안에 그 결과들을 여러분들과 공유할 수 있게 되기를 기원한다."

폴링이 자연물 교정 의학이라는 말을 만들어내고 비타민 C의 유용성을 부르짖기 시작한지 어언 40년이 지났다. 자연물 교정 의학은 서양의학이 잊고 지나쳐온 부분이 무엇인지, 서양의학이 다시 끌어안아야 할 진리가 어디에 살아 숨 쉬고 있는지를 잘 말해주고 있다. 지금의 의학은 인체라는 밭을 제대로 알지 못한 상태에서 급격하게 세포 아래로 내려가버렸다. 히포크라테스가 말한 객관적 관찰이 세상에 발을 붙일 수가 없는 상황이 되어버렸고 의학도 모난 과학이 되어버렸다.

이제 다시 인체를 들여다보고 환자 개개인의 밭이 어떤 변화를 보였기에 그런 질병이 생겨나게 되었는지를 찾아가야 한다. 미량으로 결핍증을 예방한다는 고전적인 논리에서 벗어나 환자의 치료에 비타민 C를 비롯한 자연물들을 적극적으로 이용해야 한다. 잊고 지나쳐온 것들을 찾아 다시 시간을 거슬러 올라가자는 말이다.

자연물로 몸을 치유하는 의학

1968년, 비타민과 같은 자연물을 이용해 정신질환을 치료하는 분야를 사이언스 저널에 소개했던 라이너스 폴링은 비타민 C의 치유력을 적절히 설명해 내기 위해 자연물 교정 의학이라는 말을 만들어내고 1970년 자신의 저서 《비타민 C와 감기》 제7장에서 이 의학의 의미를 처음으로 세상에 알렸다.

세상에 존재하지 않는 새로운 의학을 만들어낸 게 아니라 프레드 클레너와 아브람 호퍼 같은 의사들이 반세기가 넘게 시행해 오던 의학에 처음으로 이름을 붙여 준 것이다. 이 자연물 교정 의학이 어떤 의미를 가지는지에 대해 폴링은 그의 책에서 이렇게 설명한다.

"자연물 교정 의학은 사람의 체내에 정상적으로 존재하고 건강을 위해 필요한 물질들의 농도를 바로잡아 건강을 유지하고 질병을 치료하는 의학이다. 영양 결핍증과 각기병, 괴혈병 같은 비타민 결핍증 그리고 여러 결핍증들에 의한 사망은 탄수화물, 지방, 단백질, 미네랄, 비타민들을 매일 적절하게 공급해주는 것만으로도 피할 수 있다.

최상의 건강을 위해서는 영양분의 섭취가 비타민 C와 같은 필수 물질들의 체내 농도를 적절하게 유지할 수 있을 만큼 되어야 한다. 감염성 질환들을 최대한으로 예방하고 상처들을 빨리 아물게 하는데 비타민 C가 고농도로 필요하다는 것은 두말할 나위가 없는 사실이다.

나는 비타민 C와 같이 생존을 위해 인체 내에 정상적으로 존재해야 하는 물질들을 이용해 질병을 치료하는 것이 원치 않는 부작용을 유발시키는 강력한 합성물질들을 이용해 질병을 치료하는 것보다 낫다고 믿고 있다.

자연물 교정 의학의 한 예로 인슐린을 이용해 당뇨병을 치료하는 것을 들어볼 수 있다. 인슐린은 혈액 속의 당을 몸속으로 옮겨놓는 작용을 한다. 인슐린이 없으면 혈액 속의 당의 농도가 크게 높아지면서 당뇨병에 이르게 된다. 췌장에서의 인슐린 분비가 바닥이 나는 형태의 당뇨병 치료에서 인슐린을 주사하는 것은 환자의 체내에 인슐린의 농도가 정상으로 유지되게 해서 인슐린 부족으로 교란되어 있는 당의 대사가 정상적으로 이루어지게 만들기 위한 것이다.

이와 같은 인슐린 요법은 자연물 교정 의학의 한 예다. 인슐린 요법의 단점이라면 주사를 통해서만 체내 주입이 가능하다는 것인데, 당뇨병에 시 식이요법을 통해 당의 섭취를 조절해 혈액 속 당의 농도를 유지하는 것 역시 자연물 교정 의학의 한 예라 할 수 있다.

반면, 또 하나의 방법이라고 할 수 있는 경구용 혈당 강하제는 자연물 교정 의학의 예가 되지 않는다. 왜냐하면 이들은 합성 물질들로 인체에는 정상적으로 존재하지 않는 이질적인 물질이기 때문이다. 그래서 이들은 원치 않는 부작용들을 불러올 수 있다.

정신 지체를 일으키는 질병인 페닐케톤뇨증 역시 자연물 교정 의학으로 치료하는 질병의 한 예다. 페닐케톤뇨증은 페닐알라닌이라는 아미노산을 티로신으로 전환시키는데 필요한 간에 있는 효소가 고장이 나서 생기는 유전병이다. 일반적인 단백질들은 체내에 필요한 페닐알라닌 양보다 더 많은 페닐알라닌을 함유하고 있는데, 만약 페닐케톤뇨증 환자들이 일상적인 식사를 통해 이러한 단백질들을 섭취하게 되면 환자들의 체액과 혈액 속에 티로신으로 전환되지 못한 페닐알라닌이 비정상적으로 높게 존재하게 된다. 이렇게 되면 환자들은 질병의 여러 증상들을 나타내며 정신 지체에 빠지고 만다.

이러한 불행은 태어난 후부터 일반적인 음식에 포함되어 있는 페닐알라닌의 양보다 훨씬 적은 양의 페닐알라닌을 함유한 음식물을 섭취하는 다이어트를 통해 예방할 수 있다. 이러한 방법을 통해 체액과 혈액 속의 페닐알라닌 농도를 거의 정상 수준으로 유지하면 질병의 징후들은 나타나지 않는다.

질병의 치료에 대단히 많은 양의 비타민을 사용하는 것을 메가 비타민 요법이라고 하는데, 이 메가 비타민 요법 역시 자연물 교정 의학의 한 예다. 그리고 시간이 흐르면 수백 가지의 질환들이 메가 비타민 요법으로 치료될 수 있으리라는 것이 내 생각이다. 한 예로 닥터 호퍼와 닥터 오스몬드는 정신분열병을 가진 많은 환자들이 메가 비타민 요법으로 도움을 받았다는 보고를 했는데, 그들의 치료법은 하루 3~18g의 비타민 B3를 하루 3g의 비타민 C와 함께 투여하는 것이었다.

비타민 C가 결합조직 생성에 필요하다는 것은 잘 알려진 사실이다. 이 사실은 류마티스 관절염을 비롯한 여러 결합조직 질환에 고용량의 비타민 C가 효과가 있다는 보고들을 뒷받침해주는 근거가 되고 있다.

닥터 어윈 스톤은 적절한 비타민 C 섭취에 대해 논하면서 일생동안 충분한 양의 비타민 C 섭취를 통해 콜라겐 생성과 복구를 적절한 수준으로 유지하면 류마티스 질환에 대한 저항력을 크게 증가시킬 수 있다고 얘기했다. 또한 이 개념은 류마티스 질환에 하루 25~50g이나 그 이상의 비타민 C를 섭취하는 이론적 근거가 된다고 얘기하면서 비타민 C는 이러한 고용량에서도 환자에게 아무런 해를 끼치지 않고 투여될 수 있다고 주장했다.

감염성 질환의 적절한 예방에도 고용량의 비타민 C 섭취가 필요하다. 감기, 독감, 류마티스열(rheumatic fever), 폐렴 그리고 여러 감염성 질환들을 예방하기 위해 비타민 C를 사용하는 것은 모든 자연물 교정 의학 치료법 중에 가장 중요하다."

폴링이 언급한 치료법들이 바로 자연물을 이용해 병을 치유하고 있는 의학의 단면들이다. 자연물 교정 의학이라는 이름은 폴링에 의해 만들어지고 시작되었지만, 이 분야에 대한 연구와 노력은 그 이전부터 오랫동안 진행되어왔으며 지금 그리고 앞으로도 꾸준히 진행되어 갈 것이다.

자연물 교정 의학이란 무엇인가

미국인들에게도 생소한 오르소몰리큘라 메디신(Orthomolecular Medicine)이라는 말의 의미를 우리말로 풀어내 제대로 전달하려면 먼저 이 의학을 주창하고 시술해온 사람들의 생각과 이 의학의 치료법들을 깊이 있게 살핀 후에 그 뜻을 짚어가야 한다.

주창자인 폴링 역시 이 단어를 만들어내기까지 고심한 흔적이 다분히 보이는데 영어와 그리스어, 라틴어가 뒤섞인 말을 세상에 내비치면서 그는 이렇게 밖에는 표현할 길이 없었다는 말을 했다. 그처럼 힘들게 엮어진 말이고 그래서 우리말로 풀기도 까다로운 말이다. 그렇다면 적절한 우리말을 찾아보기 위해 폴링이 이 말을 만들어간 과정을 역으로 거슬러 올라가 보자.

'ortho' 라는 말은 올바르다 혹은 적절하다는 뜻이 된다. 영어로 풀자면 'right' 에 해당하는 말이다. 그리고 'molecule' 이라는 단어는 직역한다면 분자라는 말로 번역할 수도 있지만 우리말로는 물질로 풀어내야 한다. 그래서 'Orthomolecular Medicine'을 그대로 풀면 올바른 물질 의학이나 적절한 물질 의학이 되는 것이다. 하지만 여기서 이를 시술하는 사람들의 의도를 읽어 가면 올바른 물질은 곧 사람이 스스로 만들어 내거나 외계로부터 사람의 몸속으로 들어와 정상적인 인체 내에서 존재하는 물질을 의미하는 것임을 알 수 있다.

올바른 물질은 자연계에 존재하며 사람의 몸속에도 상존하는 자연물을 뜻하는 것이다. 이를 토대로 자연물 의학이라는 단어를 만들어볼 수 있는데 여기에 보태어 이와 같은 자연물의 인체 내 양을 조절하여 질병의 치료에 이용하는 의사들의 시술법을 생각하면 바로잡는다는 뜻의 '보정'이나 '교정'이라는 단어를 더해줄 수 있다.

'자연물 의학'이나 '자연물 보정 의학' 혹은 '자연물 교정 의학'이라고 번역해내면 복잡한 영어 단어 한마디의 뜻을 우리말로 잘 전달해낼 수 있게 되는 것이다.

자연물 교정 의학은 체내에 존재하는 자연물을 적절한 시간에 적절한 양으로 유지시키면 건강을 지켜갈 수 있다는 취지에서 출발했다. 질병에 이른 사람들에 있어서는 과하거나 결핍된 자연물들을 적절한 양으로 바로잡고 의학의 힘을 배가시켜 질병을 치유한다는 뜻에서 탄생한 것이다.

자연물 교정 의학은 서양의학의 빈 곳을 메워 그 빈자리에서 서성이는 사람들에게 기존의학이 다가설 수 있게 하자는 의미에서 시작된 의학이다. 결코 서양의학을 부수고 나온 이단이 아니고 대체의학도 아니다. 서양의학이 멋들어지게 할 수 있는 일을 자연물로 대체하자는 것이 아니라는 이야기다.

이 의학은 서양의학이 풀지 못하는 것을 풀어내게 하자는 보완적 의미의 의학이다. 그래서 자연물 교정 의학은 철저한 서양의학적 진단법을 바탕으로 하고 있다. 그 진단을 바탕으로 치료법에 접근해 나가는데, 그 접근법을 보고 있노라면 꼭 동양의학의 체질의학 개념을 보고 있는 듯한 느낌이 들 정도로 친근하다.

사람에게는 개인 별로 인체 내 생화학적 특이성이 있어서 필요로 하는 자연물의 양도 다르고 그 처한 환경에 따라서도 그 필요량이 달라지므로 자연물을 각 질병에 따라 적절한 양으로 조절해 체내에 유지시켜 주는 것이 치료법의 근간을 이루고 있다. 자연물을 투여하고 그 자연물이 사람의 몸속에서 제대로 자리 잡고 활동하는지를 살피고 투여된 자연물에 대한 반응을 서양의학의 눈으로 바라보면서 치료법을 시행해나가는 의학이다.

이 의학을 내 나라에 제대로 알려야겠다는 생각이 들었다. 자연물 교정 의학이 제대로 알려지면 서양의학이 기존의 한의학과 접점을 찾아가는데 큰 도움이 되리라는 생각이 들었고, 이 두 의학을 연결해 더 큰 의학으로 가는 길을 열어보리라는 생각에 이곳까지 건너와 있는 나의 꿈이 이루어질 수도 있으리라는 생각이 들었다.

지금 우리나라에서는 자연물 교정 의학이 분자교정의학이라는 이름으로 알려져 있는데 이것은 잘못된 번역이다. 일본의 번역을 그대로 옮겨온 것인데 이제 우리나라도 이러한 일본식 영어번역을 탈피해야 한다. 일본인들 역시 자연물 교정 의학이라는 말을 만든 폴링의 뜻을 제대로 이해하지 못하고 직역을 했다.

분자교정의학은 라이너스 폴링이 겸상 적혈구증의 원인을 밝혀내고 그 유전자를 찾아 바로잡아보려는 노력을 펼치며 분자의학(Molecular Medicine)으로 몰입하던 시기에 추구했던 의학에 더 적합한 말이다.

세포로 내려가고 유전자로 내려가 해답을 찾으려 했던 폴링은 한계에 직면하게 된다. 이후 시선을 세포 위로 올려 사람을 보는 의학으로 들어서게 되는데 이 시기에 그가 찾아내 이름 붙인 의학이 'Orthomolecular Medicine', 자연물 교정 의학이다.

'Orthomolecular Medicine'은 유전자를 바꿔 넣자는 의학이나, 분자구조를 바로잡자는 의학이 아니라 자연물을 통해 그 구조적 한계를 넘어서 보자는 사람을 보는 의학이다.

자본주의와 상업주의의 논리를 배척하며 들어선 자연물 교정 의학이 우리나라에서 비타민 몇 알 처방하는 영양학이 아닌 환자를 돕고 그들을 세우는 참 의학의 모습으로 다시 설수 있기를 기도한다.

자연물 교정 의학을 시술하는 의사들의 생각

서양의학의 한계를 붙잡고 고민하던 시절이 있었다. 과학으로 일관하고 있는 서양의학에 아쉬움을 느끼면서 그 빈 곳을 메워줄 의학을 찾아 나섰던 시절이었다. 그 여행길에 자연물 교정 의학을 알게 되었다. 이 의학을 시술하는 한 의사의 고백을 읽으면서 세상에는 나와 같은 생각을 가진 사람들이 살아가고 있고 세상에는 내가 꿈꾸는 그런 의학을 열어가고 있는 의사들이 살아 있다는 생각에 힘을 얻었던 적이 있다. 과학을 떠나 사람을 보는 의학으로 돌아가 자연물 교정 의학을 시술하고 있는 닥터 후머의 이야기를 소개한다.

훌륭한 의사가 되겠다는 마음이 처음부터 내게 있었던 것은 아니었습니다. 내 첫사랑은 과학이었습니다. 모든 인류의 적이었던 미생물들과 싸워나가는 파스퇴르와 같은 전사들의 탐험을 그린 《미생물 사냥꾼(The

Microbe Hunters)》이라는 책을 읽고 나의 상상력은 나래를 펼쳤습니다.

나는 연구하는 과학자가 되기로 했습니다. 그런 나의 결심은 의과 대학을 졸업하고 3~4년 후에 사라져 버렸습니다. 그때 나는 현대과학에 있어서 조직의 위계질서와 시류를 적절 하게 타는 사고가 얼마나 중요한지를 알게 되었습니다. 그래서 나는 과학을 버리고 독립하기로 결정해 친구와 함께 클리닉을 열었습니다.

예상은 했었지만 의학도 만족스럽지 못했습니다. 일반적으로 환자들은 하나의 원인으로부터 야기된 하나의 질병을 가지게 되었다고 가정되면서 한두 개의 치료법을 받아들여야 했습니다. 병이 진단되면 치료법은 자동적으로 정해졌습니다. 분석적 사고를 할 기회도 없었습니다. 일을 잘 이뤄냈다는 만족감도 없었습니다.

환자들은 대개 모호하고 서로 연관되어 있지 않은 것 같은 증상들을 가지고 있었습니다. 책에 나와 있는 그런 교과서적인 증상들을 보이는 환자들은 찾아보기 힘들었습니다. 내가 처방한 약들이 듣지 않는 경우가 다반사였고 환자들은 해결되지 않은 문제를 안고 다시 진료실을 계속 찾았습니다.

"의사 선생, 당신이 준 약이 날 더 악화시켰어!"라는 말을 자주 듣고 나서는 그 말들을 다시 들을까 두려워지기 시작했습니다. 왜 우리는 실험실에서 행해지는 깊이 있는 분석과 창조적 사고를 임상에 적용시키지 못하는 것일까요? 왜 개개의 환자들이 연구 대상이 될 수 없을까요?

그런 생각들을 갖게 되기 얼마 전에 라이너스 폴링이 자연물 교정 정신치료(Orthomolecular Psychiatry)라는 논문을 발표했습니다. 그는 질병을 치료하고 건강을 유지하는데 인체에 정상적으로 존재하는 물질을 적정량으로 사용할 것을 제안했습니다.

나는 폴링이 올바른 길을 제안했다고 생각했습니다. 하지만 내가 환자의 치료에 그의 생각을 적용시키는 방법을 터득하게 된 것은 그로부터 5~6년이 흐르고 난 뒤였습니다.

조셉 월터스 박사와 일을 하던 시절에 그 방법들을 깨닫기 시작했는데 짧은 시간 동안 숱한 반전을 거듭하면서 내 생각들은 자리를 잡아갔고 결국 그 이치를 알게 되었습니다. 내가 깨달았고 환자들을 진료하면서 다시 확인해 볼 수 있었던 그 이치는 사람마다 각각 고유한 면이 있듯이 외상을 제외한 모든 사람의 질병도 고유한 것이고 그 질병은 인체 내의 화학 체계가 교란되면서 야기된다는 것이었습니다.

인체 내의 화학체계가 복잡하듯이 질병들도 복잡합니다. 질병은 교란된 화학 체계의 무수한 조각들이 모여 큰 그림을 이루고 있는 모자이크 형태를 띠고 있습니다. 그러므로 질병을 치유하기 위해서는 그 큰 그림이 무엇이냐를 묻기 전에 그 그림이 무엇으로 구성되어 있는지를 물어야 합니다. 어떤 자연물이 부족한지, 어떤 자연물이 과량으로 존재하는지, 그렇게 부족하고 넘쳐나는 자연물들을 보상하기 위해서는 인체 내의 화학체계를 어떻게 변화시켜야 하는지를 말이지요.

나는 많은 검사들을 시행하고 많은 자연물들을 처방하기 시작했습니다. 비타민, 미네랄, 아미노산, 호르몬 등과 같은 모든 종류의 자연물을 사용했습니다. 이러한 자연물들을 쓰면 쓸수록 나는 이 치료법에 더 확신을 가질 수 있게 되었고 환자들로부터 그렇게 듣고 싶었던 "당신이 준 약이 큰일을 했다"는 말을 더 많이 들을 수 있었습니다.

나는 지금까지 20년간 영양 요법을 권장해 왔고 자연물 교정 의학을 시술해 왔습니다. 자연물 교정 의학은 오래된 의학입니다. 괴혈병에 걸린 선원에게 레몬을 먹인 제임스 린드도 이 자연물 교정 의학을 시술했던 것입니다. 요즘 외과 의사들은 소실된 신경전달 물질을 뇌 속에서 만들어 내게 하기 위해 뇌 속에 신경세포를 이식하고 있습니다.

이것도 자연물 교정 의학의 한 형태입니다. 유전공학자들이 세포배양을 통해 호르몬을 만들어내는 것도 자연물 교정 의학의 취지입니다. 자연물 교정 정신과학의 선구자인 닥터 아브람 호퍼는 장차 모든 의학이 이 자연물 교정 원리를 사용할 것이기 때문에 앞으로 언젠가는 '자연물 교정'이라는 말을 더 이상 쓸 필요가 없어질 것이라고 했습니다. 그의 말이 옳았습니다. 자연물 교정 의학은 미래의 주류 의학이 될 것입니다.